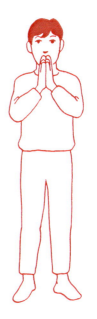

川瀬健一

自分でできる東洋医学

東洋医療体術

たにぐち書店

もくじ

企画・編集　中山博美
カバーデザイン　島田礼子
本文イラスト　寺下訓啓

はじめに

私は、十八年の間、インドのヨーガをはじめ日本の柔術や中国の医学・武術・宗教などを通して、「東洋の心身論」を研究してきました。

私が、このように長く東洋医学を研究しているのを知って、相談に来られたり、講演を依頼されたりして十数年がすぎました。

その間、私は「ほんとうに、たくさんの人々が、病気で困っている」という事実を知りました。同時に、「どうして東洋医学を使って、自分で治さないのか」という疑問を持ちました。というのも、東洋医学を少しでも知っていれば、あんなに苦しまなくてもすむのにと思う人々が多くいたからです。

相談された人や講演を聞かれた人々から、「ぜひ私達のように、病気で苦しんでいる人を救ってあげてください」という願いが多くありましたので、私の東洋医学に対する考え方や経験などをまとめて、昭和五十九年に『東洋医療体術』という本を刊行し、縁のある人々に読んでもらいました。この本は好評で、中国語訳の出版の話もありましたし、一版も再版も、すぐになくなってしまいました。

その後も、この本を求める人が多くありますので、今回、東洋医学を知らない人々にもわかるように書き改め、題名も『東洋医療体術ー自分でできる東洋医学』として出版することにしました。

東洋医療体術は、自ら東洋医学を使って自然治癒力を高め、自分を病気から解放することを目的としています。

この本は、「東洋医学の基礎知識」「東洋医療体術の考え方と原理」「すぐに役立つ東洋医療体術」という、三つの大きな分野にわけてまとめてあります。

「東洋医学の基礎知識」では、二千年以上の経験医学である東洋医学を陰陽五行説や経絡（けいらく）を中心に、その考え方をわかりやすく解説しています。しかし、はじめて東洋医学に接する読者には、繁雑で読みにくいと思いますので、読み流す程度にして、次の章「東洋医療体術の考え方と原理」から丁寧に読みはじめてください。

「東洋医療体術の考え方と原理」では、私と東洋医学との出会いをはじめ、東洋医療体術独特の考え方や原理・実習を紹介しています。

また、現に腰痛や肩こり……などで困っている人々は、考え方や原理を知るよりも、その痛みや症状が解消されればよいわけです。このように今すぐでも、どうすればよいかを知りたい読者は、「すぐに役立つ東洋医療体術」を参考にして試みてください。

この本が、一人でも多くの縁ある人々に読まれ、病気からの解放に役立つことを願ってやみません。

一九八七年三月　　川瀬　健一

プロローグ

西洋医学と東洋医学

西洋医学の進歩には、確かにめざましいものがあります。最新式の検査装置の開発によって、今まで以上に正確で詳細な検査が可能になってきました。また、抗生物質などの新薬の出現によって細菌性の病気である肺炎・肺結核・伝染病なども克服できるようになってきています。

しかし、西洋医学が、部分的な治療や手術で病気を治していくのには限界があります。また、医師は、病名が明らかにされなければ治療ができません。そのため、病名を決定しようと、いろいろな検査がおこなわれ、検査づけ、薬づけといわれる状況もあらわれています。

病気が細分化されすぎて、病名ばかりが多くなり、治療効果があまり上がりにくいという傾向や薬の副作用なども、大きな問題としてクローズアップされてきています。

このような時期に、中国の針麻酔が世界に紹介され、世界中に大きな反響をまきおこしました。

これにともなって、二千年にわたる人間の知恵の宝庫である東洋医学―健康法・針灸・指圧・漢方薬―を見直そうとする気運が高まってきました。

東洋医学は、西洋医学とちがって、心と身体を全体的にみながら、さらに身体そのものも、総合的にみていくという方法がとられます。また、病名がわかっていても、わからなくても、病気の反応としてあらわれる外部のようすから、それぞれの人々の身体の状態を診断して治療できます。

自分でも経絡・ツボ（経穴）・反応点などを知ることによって、自らの力で自然治癒力を高め、病気からの解放や症状の消去、痛みの軽減などができるという特色があります。

中西医結合 ― 東西医学が、たがいに補うことが医療の原点

日本では明治以降、政府の政策として、西洋医学を全面的に採用してきました。それまで長い間おこなわれてきた、いわゆる東洋医学は、残念なことに非科学的だと否定されてしまいました。

しかし、東洋医学は安全で副作用も少なく、手軽に家庭でもできるということで、現在まで、民間療法として細々と伝えられてきています。

中国では、新中国が一九四九年に成立して以来、中国医学―中国の伝統的医学―を日本とちがって高く評価してきました。そして一九五六年には、北京・上海・広州・成都の四都市に「中医学院」を設立しました。

私は、昨年の夏、中国に一ヶ月と少し滞在し、中国の宗教や医学の現状を見てきました。そのおりに、北京医学院や北京中医学院を参観しました。

北京医学院は、海淀区学院路にあり、西医を養成する医科大学です。留学生の多くは、アフリカなどから来ています。ネパールからの留学生のT君は、十四経絡やツボについても、学んでいると話してくれました。

北京中医学院は、朝陽区和平街にあり、中医を養成する医科大学です。ここでは、中国の伝統的な医学である中国医学・漢方薬・針灸などの学部があります。

中国では、東西の医学を合わせ、それらの長所を生かして、中医師と西医師が協力して医療にあたろうという中西医結合を目的としています。これは、医学の目的である「病気を治す」ということに、主眼を置いているからです。

最近では、中西医結合高級医師といって、医科大学を卒業後、東洋医学を専門的に研究し、東洋医学と西洋医学の両方をマスターした医師も増えてきています。

自分でできる東洋医学

西洋医学は、医者にしか治療できません。この点、東洋医学は基本的な知識や実習をかさね習得すれば、自分でも病気を治すことが可能になります。

「すぐに役立つ東洋医療体術」に書いた病気なども、的確にさえおこなえば、目に見える効果を期待することができます。また、東洋医学は慢性病についても、すぐれた効果を上げることが証明されています。

簡単にできるからといって、いい加減に学んだのでは何の役にも立ちませんが、私の講演などを熱心に聞いて、実習をかさねた人の中には、自分の病気はもちろんのこと、家族の病気を治した人々も少なくありません。

このように東洋医学は、簡単に道具もなしに、誰にでもできるところに大きなメリットがあります。また、東洋医学の知識や経験があれば、それを使って身体との対話ができるようになります。だからといって、私は西洋医学を全面的に否定しているのではありません。西洋医学は、それなりに医療に貢献していますし、長所もあります。

私自身、中国のように中西医結合という体制が、実際には理想的だと考えています。しかし、日本の現状では当分の間、あるいは永遠に無理だと考えざるをえません。

日本の医療の現実の中では、自分の心身はある程度、自分で守るという考え方が必要です。このような観点から、自分でできる東洋医学―東洋医療体術を多くの人々に知ってもらい、自らの東洋医学を開拓されることを願っています。

東洋医学の基礎知識

東洋医学史略年表

B.C	600頃	扁鵲
	478	釈迦の侍医耆婆の活躍
	334	アレキサンダー大王の東方遠征、インド医学西に伝わる
	215	秦の始皇帝、不死の薬を求める
A.D	50	『黄帝内経』
	210	『傷寒論』『神農本草経』
	230	華佗・麻酔手術をおこなう、『五禽戯』
	317	葛洪・『抱朴子』『肘後備急方』
	450	中国南北朝時代、インドと西域の医学が伝わる
	527	曇鸞、服気法を授かる『浄土論註』
	610	『諸病源候論』
	623	初の医学留学生唐より帰る
	670	孫思邈・『千金方』『千金翼方』〔現存する中国最古の医学全書〕
	754	唐の高僧・鑑真が最新の医学を日本に伝える
	982	丹波康頼『医心方』〔現存する日本最古の医学全書〕
	1214	栄西『喫茶養生記』
	1300	『十四経発揮』
	1528	堺で初めて医書を出版

小川鼎三『医学の歴史』、高橋ほか訳『中国の医学』より作成

病は気から

「病は気から」と、昔からよくいわれます。

「気」に関係ある言葉をさがしてみますと、

気が重い・気が軽い・気がゆるむ・気楽・弱気・強気・勇気・気質・気分・呼気・吸気・正気・狂気・天気・空気・気力・やる気・根気・元気・病気・精気・気持ちなどが、すぐに思い浮かびます。

これらの言葉は、すべて東洋医学の「気」に関連があります。この気という言葉は、心の持ち方という意味で使われ、「病は心から」という感じで理解されています。しかし、元来は、経絡を流れている気の乱れが病をおこすと考えて、「病は気から」という言葉ができたと、私は推測しています。

東洋医学は心身一如の立場ですから、心と身体は本来一つであり、両者の健康を同時に考えています。

日本でも最近になって、心身医学が注目されるようになってきました。

心身医学は、五十年ほど前に西ドイツで生まれました。今までの西洋医学の身体中心の傾向でなく、心が病気をおこすことも認識されてきています。

現代社会が複雑化し、厳しい人間関係などから、ストレスによって多くの病気がおきることがわかってきました。

心によっておきる病気には、胃カイヨウ・十二指腸カイヨウ・狭心症・不整脈・ぜん息・高血圧・低血圧・リューマチなどが考えられています。

心によっておきた病気は、たとえ手術や薬で一時的に治っても、原因である心の問題を解決できなければ、すぐに再発するので、心と身体の両面から治療が必要だと考えられています。

心身医学の日本での先駆者の一人に、池見酉次郎氏がおられます。氏は九州大学医学部心療内科教授をされ、現在、同大学の名誉教授ですが、昭和三十五年という早い時期に、『心で起こる体の病—その実態となおし方』という本を出版されています。この本の目次の一部を抜き出すと、「感情で首が曲がった話・感情とぜん息・感情と胃カイヨウ・医学と宗教」などがあります。

また、ドイツの神経・精神医学者のシュルツは、自律訓練法をインドのヨーガにヒントを得て考案したといわれています。

自律訓練法は、心身をリラックスさせ、心の平安と健康の促進などを目的としています。訓練の準備段階として、心をリラックスさせるために「気持ちが落ち着いてきた…」と、何度かいうことによって自己催眠をかけ、「右（左）腕が重たい」「右（左）腕が温かい」というようなプロセスを設けて、心身の緊張をほぐしていきます。

このような考え方は、心身一如という東洋的な考え方に近いものです。西洋医学の一分野である心身医学が、東洋医学の思想に接近してきたことをしめしています。

身体の異常は皮膚にあらわれる

東洋医学では二千年前から、内臓と経絡とは密接な関係があり、身体の異常は皮膚（身体の表面）にあらわれると考えてきました。

針灸による治療は、これを逆に利用し、皮膚に刺激をあたえることによって、経絡を通じて内臓に働きかける方法をとっています。この考え方は、西洋医学では認められない、東洋医学独特のものです。

自分で経絡やツボを押さえてみて、しこりや特に痛みを強く感じるところを発見することがあります。

例えば、胃の調子が悪くなると、ちょうど胃の裏側の背中に、にぶい痛みを感じたり、足の第二指に痛みが生じることがあります。また、肺が弱ってくると、手の親指側のつけ根がだるくなったりします。これも、内臓の異常が反応として、皮膚にあらわれたものです。

手や足の裏などを指で少し強めに押さえていくと、飛び上がるほど痛いところがみつかる場合があります。手や足も、身体の異常を知らせる大切な役割をしています。台湾をはじめアメリカ・スイスなどで、足の指や裏を按摩して病気を治す方法が、「足の裏療法」といわれ、広くおこなわれています。台湾でも、「脚部反射区健康按摩法」という、長い名前で呼ばれています。これと同じような方法は、日本でも昔からあり、「足心道」として伝えられてきました。

このように、手や足を押さえて、病気が治ったり症状が改善できるのも、手足の経絡と内臓が密接に関連しているからです。

しかし残念なことに、科学的には経絡が実在することを、今のところ証明されていません。

約百年ほど前に、イギリスの神経学者ヘッドによって、内臓に異常が出たときに皮膚に過敏帯の生じることが発見されました。このヘッド氏過敏帯の多くは、脊髄の皮膚分節と一致するので脊髄の内臓体壁反射と理解されています。

しかし、本山博氏（宗教心理学研究所長）の多くの科学的な実験データーをもとに、湯浅泰雄氏（筑波大学教授）は、「内臓体壁反射のシステムとはちがった経絡系が存在していると仮定しなければ、これらの実験データーの説明ができない」と考えておられます。

東洋医学の起源と発達

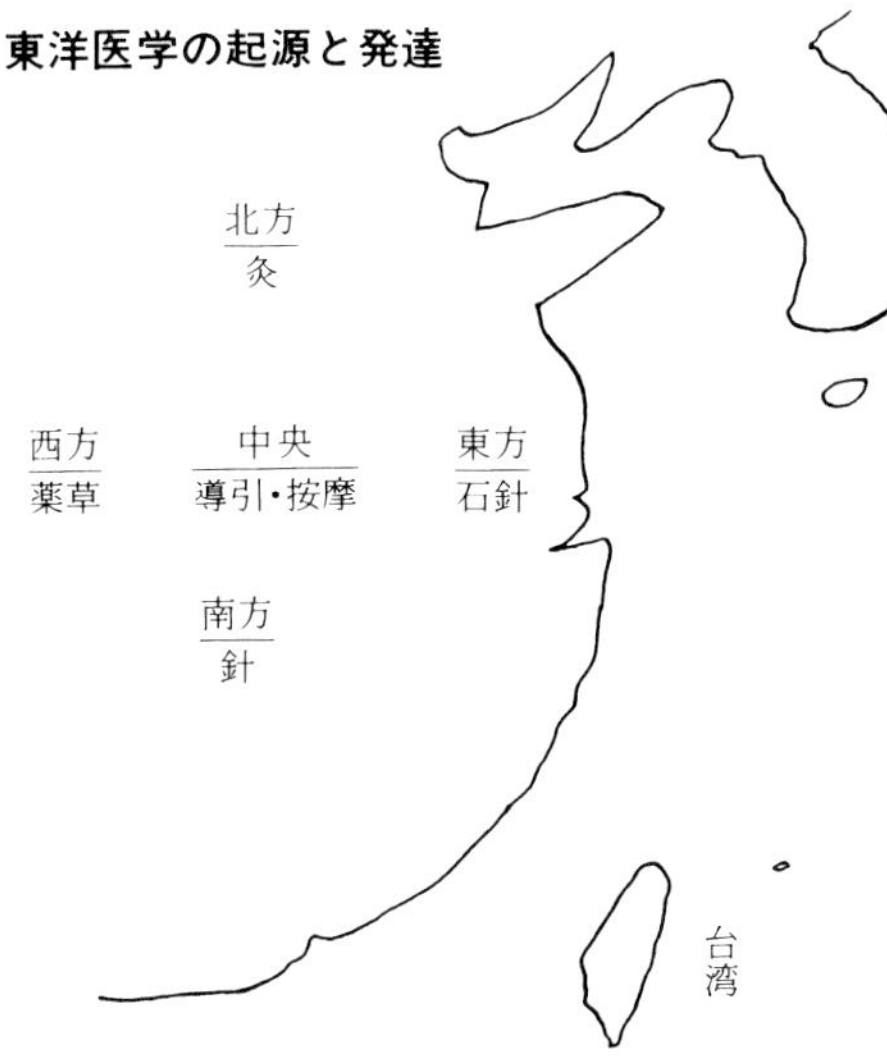

東洋医学の誕生

東洋医学の誕生は、二千年前とも三千年前ともいわれています。

現在でも、東洋医学を勉強するときに、陰陽五行説にもとづく、古代の自然哲学の集大成である、『黄帝内経（こうていだいけい）』や『傷寒論（しょうかんろん）』などの古典医学書を基本図書として必ず読みます。この二冊の書は、中国古代医学書の双壁といえるものです。

『黄帝内経』には、『黄帝内経素問（そもん）』と『黄帝内経霊枢（れいすい）』などがあり、いまから二千年ほど前の漢の時代に著されました。

『黄帝内経素問』は、黄帝が岐伯（ぎはく）に病気の原因や生理・診断・治療法などをたずねる形式で、二十四巻八十一篇からできています。また、『黄帝内経霊枢』も同じ問答形式で、診断・針（鍼）の刺し方などが述べられ、十二巻八十一篇から構成されています。

『黄帝内経素問』の「異法方宜論（いほうほうぎ）第十二」に、

「東方の地は、魚・塩の地で、浜辺に住み、そこの人々は魚や塩からいものを食べる。このため、腫れものが多く、治療には石針を使った。

西方は、金・玉の産地で、砂漠や岩山があります。ここの人々は、食を取りすぎて肥り、病気は内に生じるので薬草を使います。

北方は、高原で寒さが厳しい。ここの人々は、野に楽しみ、乳製品を食べます。寒を蔵して万病を生じますので、灸によって治療します。

南方は、風土的におだやかですが、水分が多く集まります。けいれんの病気が多く、針で治療します。

中央は、平らな地で雑多なものを食べ、労働をあまりしません。手足が冷え、頭が

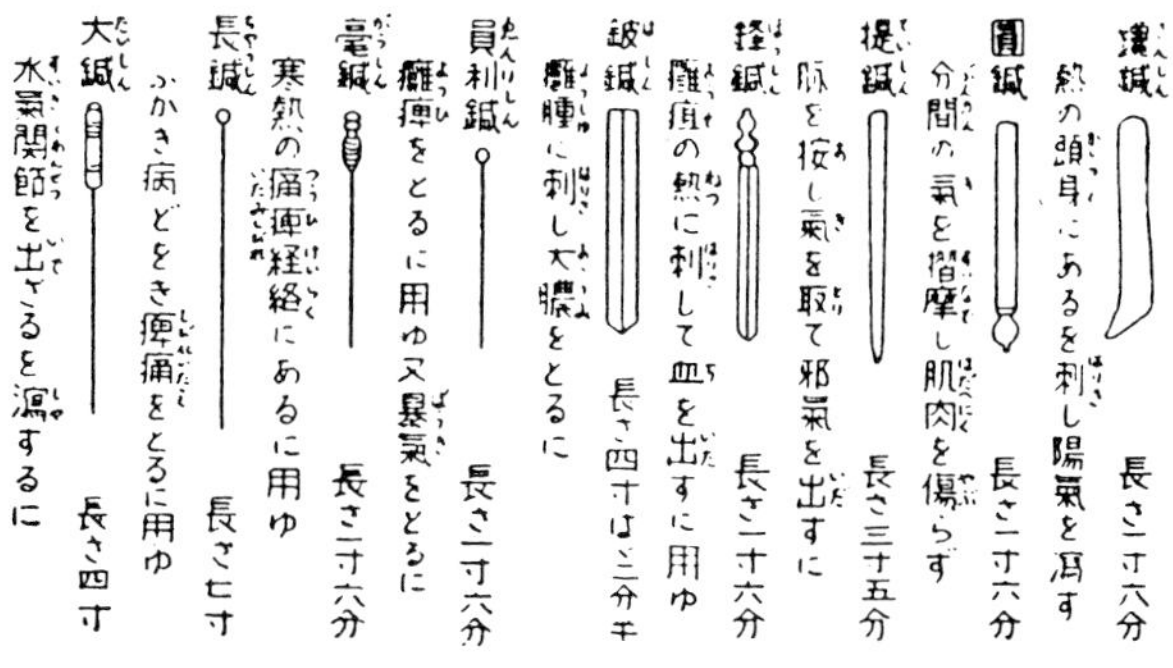

『鍼灸重宝記』より

のぼせるような病気や発熱性のものが多いので、導引や按摩で治療します。」

この文章から、

東方―石針
西方―薬草
北方―灸
南方―針
中央―導引・按摩

というように、中国のそれぞれの地域の風土によって、病気や治療法がことなり、それぞれの気候や風土にあった独特の治療法が生まれ、発達してきたことがうかがえます。

『黄帝内経霊枢』のはじめに、「九針十二原篇」という章があります（九針というのは、治療に使う九種類の名前と形のちがう針のことです。十二原は、身体にある十二の重要なツボをさしています）。ここに、この本を作った目的が次のように書かれています。

「あるとき、黄帝が岐伯にいわれるには、

私は、万民をわが子のように思い、まつりごとをおこなってきた。しかし、よく考えてみると、ただ租税をとるばかりで、人々に充分なことができないので心が痛む。そのうえ、病気で苦しんでいる人々を見るたびに、あわれに思われてならない。

病気を治療するのに、ただ薬を飲ませたり、メスを用いて手術するだけでなく、この小さな針を皮膚の中に刺し入れ、それによって滞ったり、乱れた気血の調和をとり、経絡中の気血の運行を円滑にさせて病気を治したいと思う。

これと同時に、針による治療法を確立し、後の世に永く伝えていきたい。また、治療法を確立すれば、運用も簡単になり、記憶にも便利で意義があると思う。そのために規範を作り、各章を明らかにし内容の表裏関係をはっきりして、区分したい。また、使用する針は、すべて具体的にその形を規定したい。このようにして、針術の教典となるものを篇纂したいと考えている。」

内容からいえば、『黄帝内経素問』は理論の書で、『黄帝内経霊枢』は実践に役立つ書ということができます。

『傷寒論』は、十巻二十二篇で構成され、漢の時代の張仲景（ちょうちゅうけい）が著したものです。この本を作った由来が、序文に、

「私の身うちは、もとから多くて、二百あまりもあったが、建安元年から十年もたたないうちに、その三分の二が死んだ。しかも十中の七は傷寒（流行性の伝染病――筆者）にかかって死んだのであった。

そこで、むかし救うこともできないで死んで逝った人々のことを思い出し、古人の教訓を探し求め、また多くの薬方を集めて作った」（大塚敬節『傷寒論解説』より）

と書かれ、脈診で病気を診断し治療することから、病状を三陽（太陽病・陽明病・少陽病）と三陰（太陰病・少陰病・厥陰病）に分けています。

三陽は身体の表面に、三陰は身体の内部に病状があらわれます。また、この本に出てくる薬物は、九十種類ほどです。漢方は、何種類かの生薬を調合して、生薬が効率よく働くように考えています。このように『傷寒論』は、病気とその実際的な治療法などが細かく記されています。

東洋医学の診断法 ――「望・聞・問・切」の四診

東洋医学の診断法は、『黄帝内経霊枢』に詳しく記載されています。

脈診

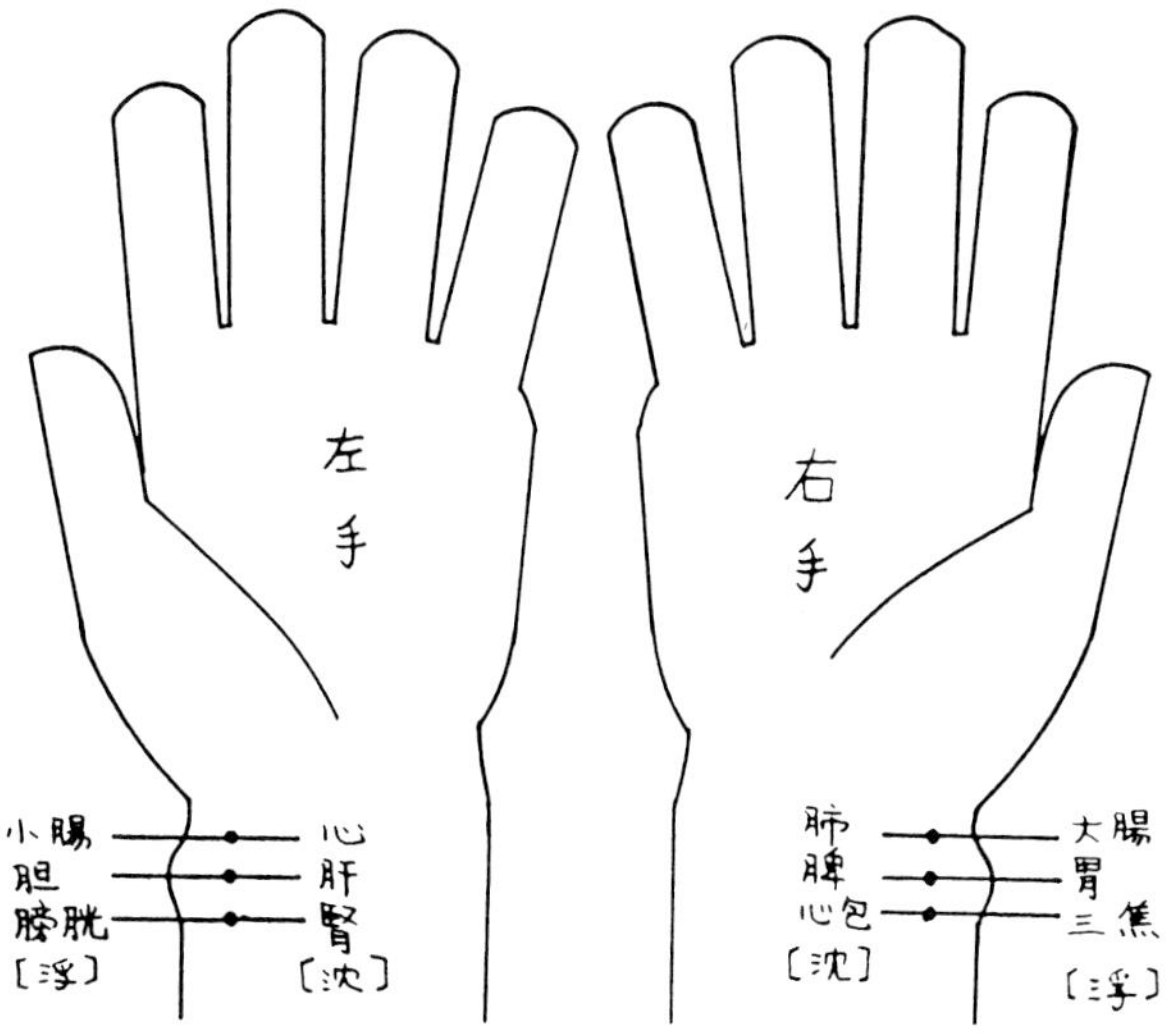

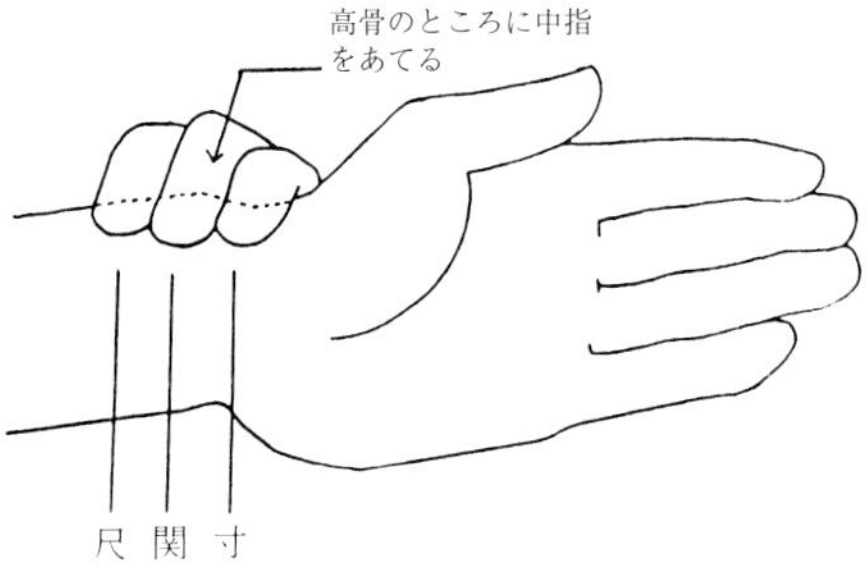

診断法には、四診といって、「望診・聞診・問診・切診」の四つの方法があります。

①望診（ぼうしん）は、相手の外見をみて病状を判断する方法で、顔色・呼吸・姿勢や歩行、舌の状態などをみる。

②聞診（ぶんしん）は、相手の声や口臭などをみる。

③問診（もんしん）は、医者へいったら聞かれるようなこと、「発熱・排便・食欲・身体のようす……など」を聞いて、相手の症状を判断の材料にする方法。

④切診（せつしん）は、身体に直接触れてみて、診断する方法。

切診には、腹や背中などに触れて、しこりや痛みを調べたり、経絡上を指で軽く押さえて反応をみたり、脈をみる方法があります。これらを腹診・背診・切経・脈診と呼んでいます。

これら「望・聞・問・切」の四つの診断法によって得た情報をもとに、総合的に症状を判断し、治療法を決定します。

四診は、相手とのコミュニケーションがとれるというメリットがありますが、一人の患者を丁寧に診断すれば、三、四十分はかかります。その後、治療をしますので時間がかかりすぎるという欠点があります。

①望診と②聞診については、五行配当表が役立ちます。また、脈診を使うには、長い経験が必要ですが、どのような方法かを簡単に紹介しておきます。

脈診は、相手の手首から「寸・関・尺」の位置に、自分の人さし指・中指・薬指をあてて、十二経絡の働きから、内臓の状態を診断します。しかし、脈診の見方に、三十六脈や二十七脈に分けてみる方法などがあり、考え方も一定していません。

脈診の手の圧し方には、軽く触れる「浮」と、少し強く触れる「沈」などがあります。浮は陽で腑を、沈は陰で臓の状態をあらわすと考えられてきました。

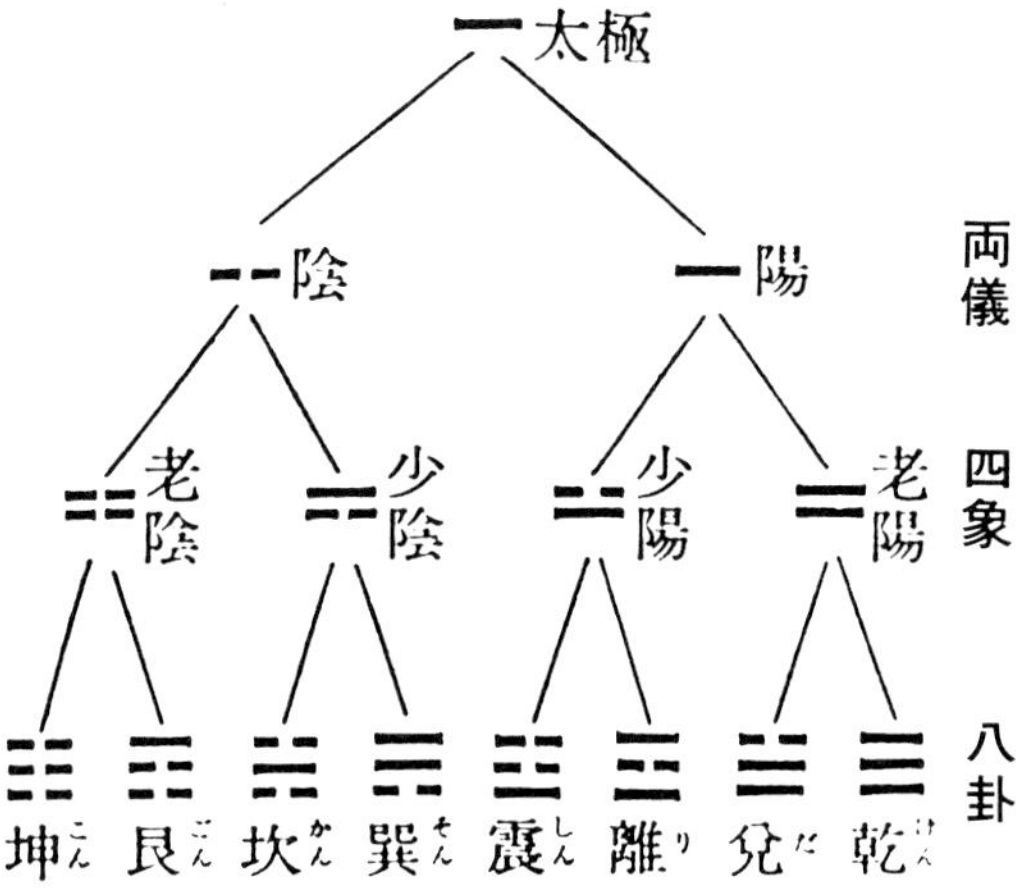

	寸	関	尺
右手	肺・大腸	脾・胃	心包・三焦
左手	心・小腸	肝・胆	腎・膀胱

陰陽説

『易』の繫辞伝（けいじでん）の中に、

「易に太極あり、
　これ両儀（陰陽）を生じ、
　両儀、四象（老陰・少陰・老陽・少陽）を生じ、
　四象、八卦を生ず」

と、あります。（カッコ内は筆者）

陰陽説は、大宇宙（自然）と小宇宙（人間）のすべての現象は、陰陽のどちらかに分類されるという中国古代の世界観です。

陰陽は元来、山の日かげ、日なたの意味だといわれています。陰陽説と次の五行説は、もともと別の考え方でしたが、戦国時代の末ごろから融合して陰陽五行説といわれるようになりました。陰陽五行説では、五行の木・火・土・金・水の不調和によって、病気がおきると考えています。

陰陽は、基本的には対立するものとしてとらえています。

陽	太陽	男	表	昼	上	動	外	伸	積極	左	気	腑	背
陰	月	女	裏	夜	下	静	内	屈	消極	右	血	臓	腹

このように、宇宙のすべてのものを陰と陽の原理にあてはめています。しかし、陰中の陽・陽中の陰というように、陰の中にも陽があり、陽の中にも陰があるとも考えています。

陰陽説は、今みてきたように、陰陽の二気がたがいに関係しあって、万物が生成変化しているという「陰陽的世界観」です。

身体を陰陽で見ると、陽に属するものに、上半身、背部・左半身・身体の表面などがあてはまります。陰に属するものに、下半身・腹部・右半身・身体の内部などと、わけることができます。

また、両手をあげた状態で身体を見ると、手足の外側と背中が陽になり、手足の内側と腹部が陰となります。これは、経絡の気血の流れに等しくなります。

経絡については、「十四経絡」のところで詳しく説明しますので、ここでは、気の流れる方向についてふれておきます。

陰経は、気（生命エネルギー）が下から上に流れ、陽経では、気が上から下へ流れます。さらに、陰経と陽経を流れる生命エネルギーである気が、身体の中を循環していると考えています。

指圧や針灸などをするときに、この気の流れの方向をあやまると、逆効果になる場合が多くあるので注意が必要です。

五行説

五行説は、古代の人々が必要な五つの生活素材から、生活に直接必要である水や火などをはじめ、木や金（金属）・土が、すべてのものの五元素として考えられてきまし

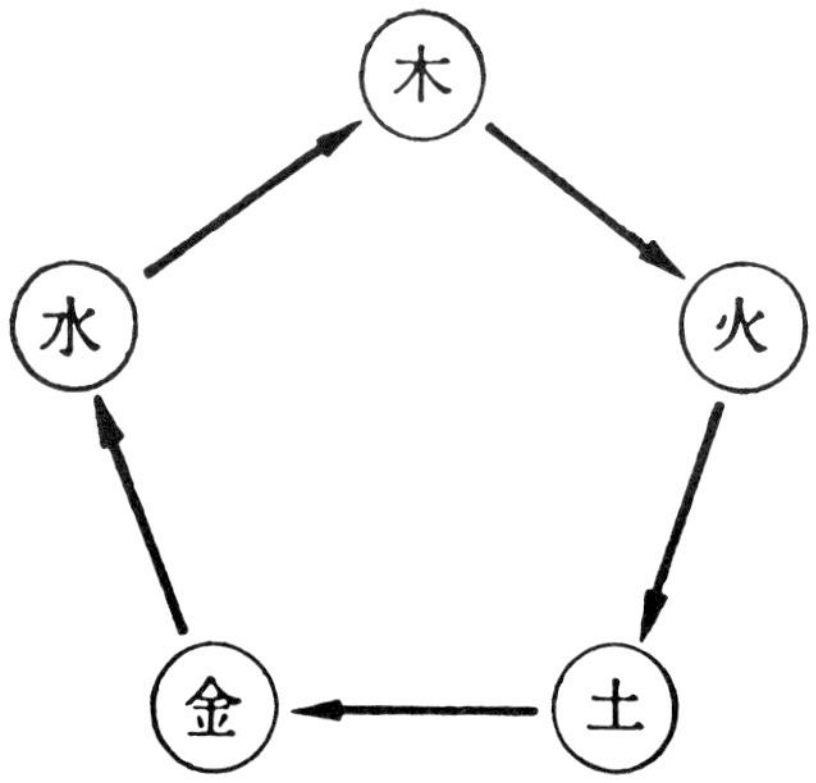

相生関係

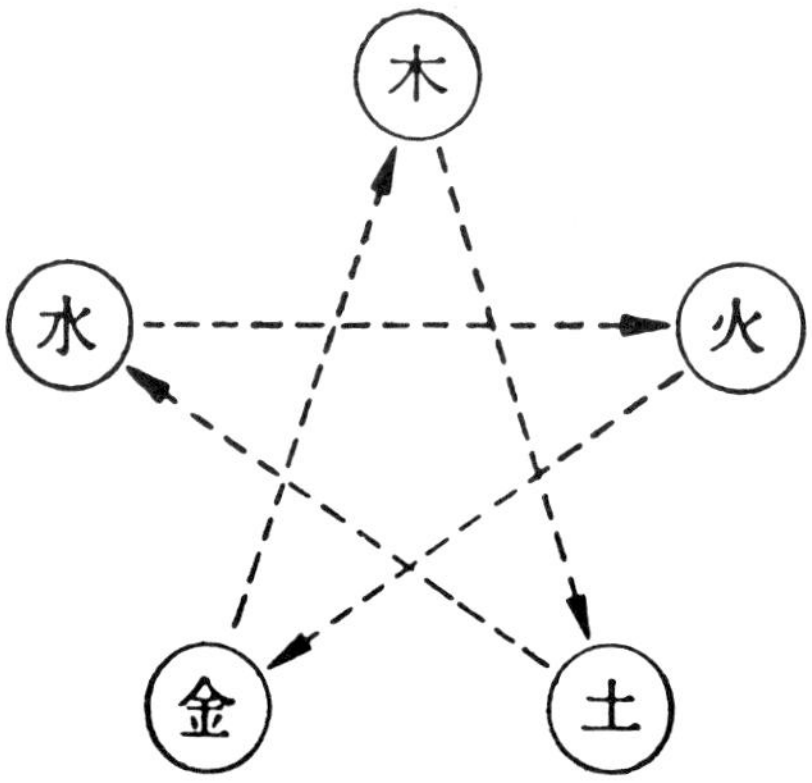

相剋関係

た。そして、木・火・土・金・水は、陰陽のように循環するとしています。
このような考え方は、古代インドの地・水・火・風の四大説などにも通じるものです。
五行の関係は、次のようになります。

五行相生

木生火、火生土、土生金、金生水、水生木
「木は火を生じ、火は土を生じ、土は金を生じ、金は水を生じ、水は木を生じる」
この意味は、木を燃やすと火が生じ、火が燃えつきると灰になって土となり、土より金属が取れ、金属のある所に水があり、木は水があって成長する、ということをあらわしています。
このように、前にあるものから、後ろのものを生じる関係を五行相生（そうせい）といいます。

五行相剋

また、次のように、
木剋土、土剋水、水剋火、火剋金、金剋木
「木は土に勝ち、土は水に勝ち、水は火に勝ち、火は金に勝ち、金は木に勝つ」
木は土の養分を吸いとり、土は水を吸収し、水は火を消し、火は金（属）を溶かし、金（属）はオノになって木を倒す、という意味になります。剋（こく）は、勝つという意味です。
このように、後からくるものが前者に勝つ関係を、五行相剋（そうこく）と呼んでいます。

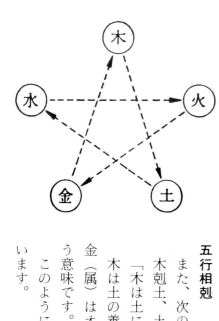

また、この五行の考え方を、身体や季節などに系統的にあてはめたのが、次にしめす五行配当表（長濱善夫『東洋医学概説』より）です。

五行	木	火	土	金	水
五臓	肝	心	脾	肺	腎
五腑	胆	小腸	胃	大腸	膀胱
陰経	足厥陰	手少陰	足太陰	手太陰	足少陰
陽経	足少陽	手太陽	足陽明	手陽明	足太陽
五志	怒	喜	思	憂	恐
五悪	風	熱	湿	燥	寒
五色	青	赤	黄	白	黒
五味	酸	苦	甘	辛	鹹
五香	臊《あぶらくさい》	焦《こげくさい》	香《かんばしい》	腥《なまぐさい》	腐《くされくさい》
五根	眼	舌	唇	鼻	耳
五支	爪	毛（面色）	乳	息	髪
五体	筋（膜）	血脉	肌肉	皮（毛）	骨（髄）
五声	呼《よびさけぶ》	笑《わらう》	歌《うたう》	哭《なきさけぶ》	呻《うなる》
五液	泣《なみだ》	汗《あせ》	涎《よだれ》	涕《はなみず》	唾《つば》
五変	握《にぎる》	憂《うれう》	噦《しゃっくり》	欬《せき》	慄《ふるえ》
五神	魂	神（性）	意（智）	魄	精（志）
五季	春	夏	土用	秋	冬
五方	東	南	中央	西	北

五行配当表の見方

五志とは、人間の感情の変化を怒・喜・思・憂・恐の五つに分けたものです。肝臓は怒りを生じ、心臓は喜びを、脾臓は思いを、肺は憂いを、腎臓は恐れを、それぞれ生じるとされています。さらに、これらの感情の変化が激しい場合、怒りが激しいときは肝臓を傷つけ、喜びは心臓を、思いは脾臓を、憂いは肺を、恐れは腎臓を傷つけます。また逆に、肝臓の病気になれば怒りがすくなくなったり、なくなってくるとも考えています。

五悪では、肝臓は風を、心臓は熱を、脾臓は湿気を、肺は乾燥を、腎臓は寒さを嫌うことをしめしています。

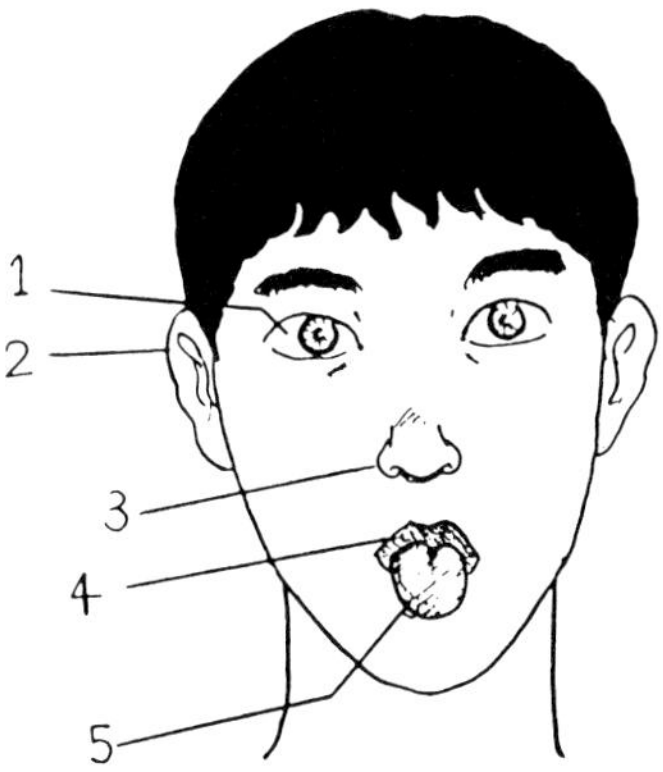

五根による診断法

1 目の異常 —— 肝臓の機能低下
2 耳の異常 —— 腎臓の機能低下
3 臭いの異常 —— 肺の機能低下
4 口の異常 —— 脾臓の機能低下
5 味の異常 —— 心臓の機能低下

五根や五支・五体では、肝臓の病気は目と爪にあらわれ、心臓の病気は舌と顔色に、脾臓の病気は口と筋肉に、肺の病気は鼻と息に、腎臓の病気は耳と骨髄などにあらわれることをしめしています。

五声では、怒り叫びて涙多きは肝臓の病気、つば多くてうなるは腎臓の病気、歌ってよだれ多きは脾臓の病気、泣き叫ぶは肺の病気、笑って涙多きは心臓の病気と判断します。

五味とは、味によって病気を知る方法です。酸っぱいのは肝臓に熱があり、苦いのは心臓に熱、甘いのは脾臓に熱、辛いのは肺に熱、しょっぱいのは腎臓に熱があると判断します。

五行配当表を見ることによって、このような身体の生理現象で病気を推測することができます。

臓腑の相生・相剋

次に、五行の配当表によって、臓腑の相生と相剋関係をさぐってみようと思います。が、その前に、東洋医学と西洋医学との臓腑のとらえかたのちがいを説明しておきます。

東洋医学では臓腑名が、西洋医学のように臓腑そのものをあらわしているのではなく、それぞれの臓腑の機能的な面から臓腑名をつけています。これは、東洋医学が西洋医学より、臓腑とその働きを、より広い範囲で考え、総合的にとらえているからです。

また、これらの臓腑は「経絡図」を見てもわかるように、それぞれの臓腑と表裏の(密接な)関係を持っていて、全身くまなく走行している経絡とも、緊密な関連を保っています。

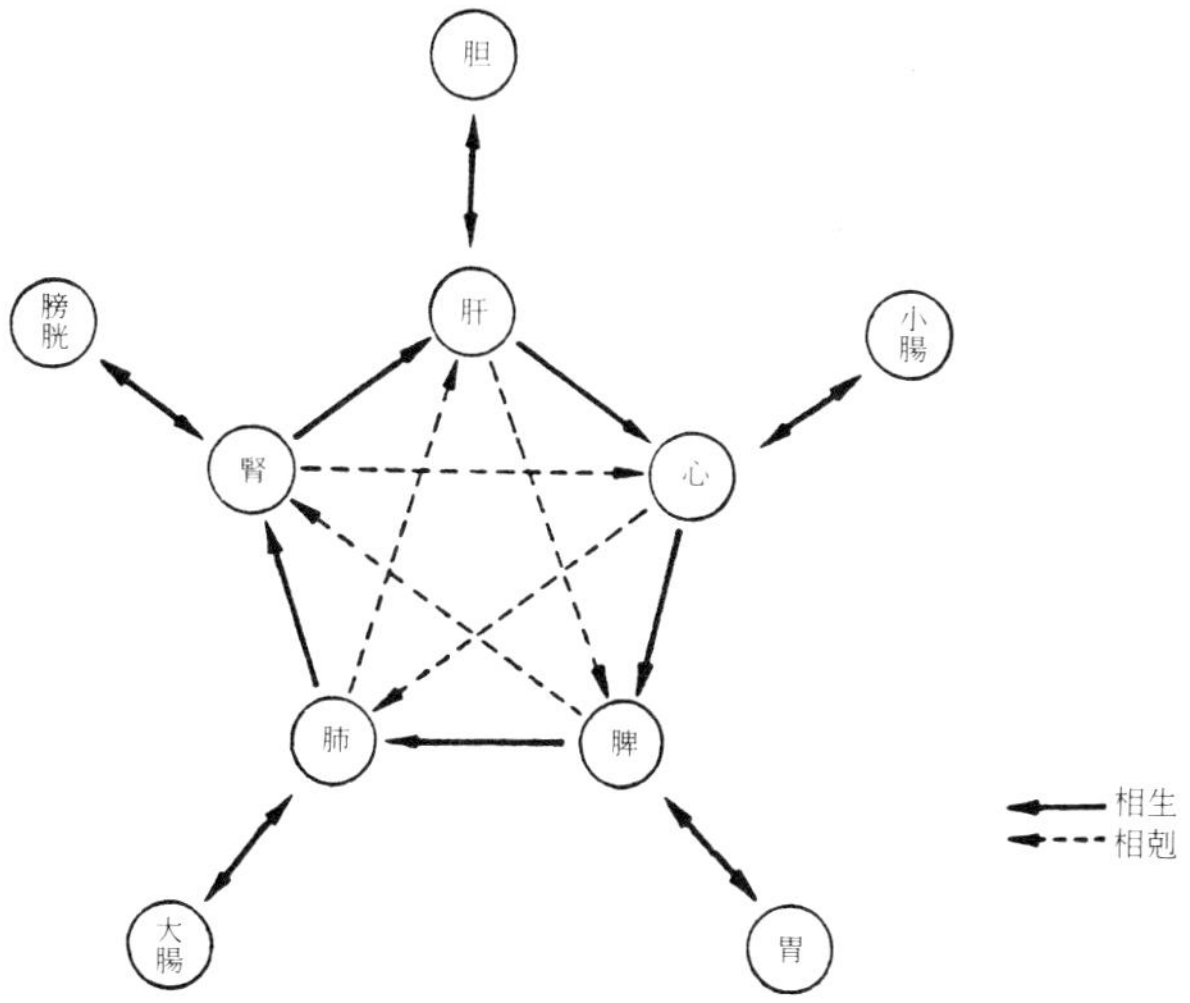

臓腑の相生・相剋関係

東洋医学では、このように五臓六腑が、西洋医学の臓腑の概念にピッタリとあてはまらない独特の考え方をしています。

五行配当表を参考に、臓腑を五行にわけると次のようになります。

五臓（陰）	五行	六腑（陽）
肝臓	木	胆
心臓	火	小腸
脾臓	土	胃
肺	金	大腸
腎臓	水	膀胱
心包	火	三焦

火を君火と相火にわけ、君火に心臓・小腸を、相火に心包・三焦を配置しています。また、心包は心臓に、三焦は消化器官に作用すると考えられています。

五臓六腑は、五臓（心包を入れると六臓になる）が陰に、六腑が陽に配当され、上の臓器と下の臓器は表裏の関係にあります。例えば、肝臓と胆嚢とは密接に対応し、心臓と小腸とは密接に対応しています。

腎臓と膀胱も対応していますが、実際に膀胱の機能が低下してくると、腎臓の病気がおこりやすくなります。また、小便をがまんしすぎると、腎臓へ尿が逆流して腎う炎をおこすこともあります。

脾臓の機能が低下すると、胃にも同じような機能の低下がおきやすくなると考えています。だから、胃の病気のときに、胃経のほかに脾経の経絡やツボを刺激して治します。

十四経絡 ——— 生命エネルギーの気が循環するルート

東洋医学では、気血の循環するルートを経絡となづけています。

一般には、気血の血をはぶいて、気が循環するルートを経絡と呼んでいます。

次の図を見てもわかるように、経絡とツボは、それぞれの臓腑と身体のすみずみまで分布しています（『内外功圖説輯要』より）。

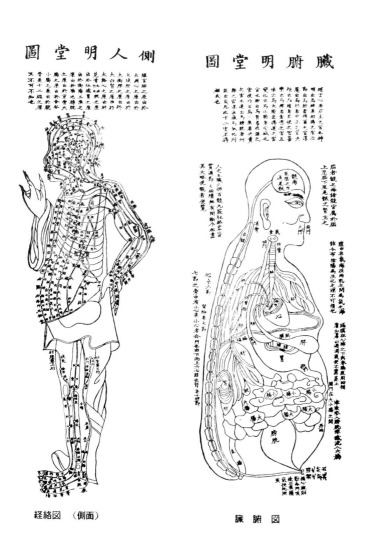

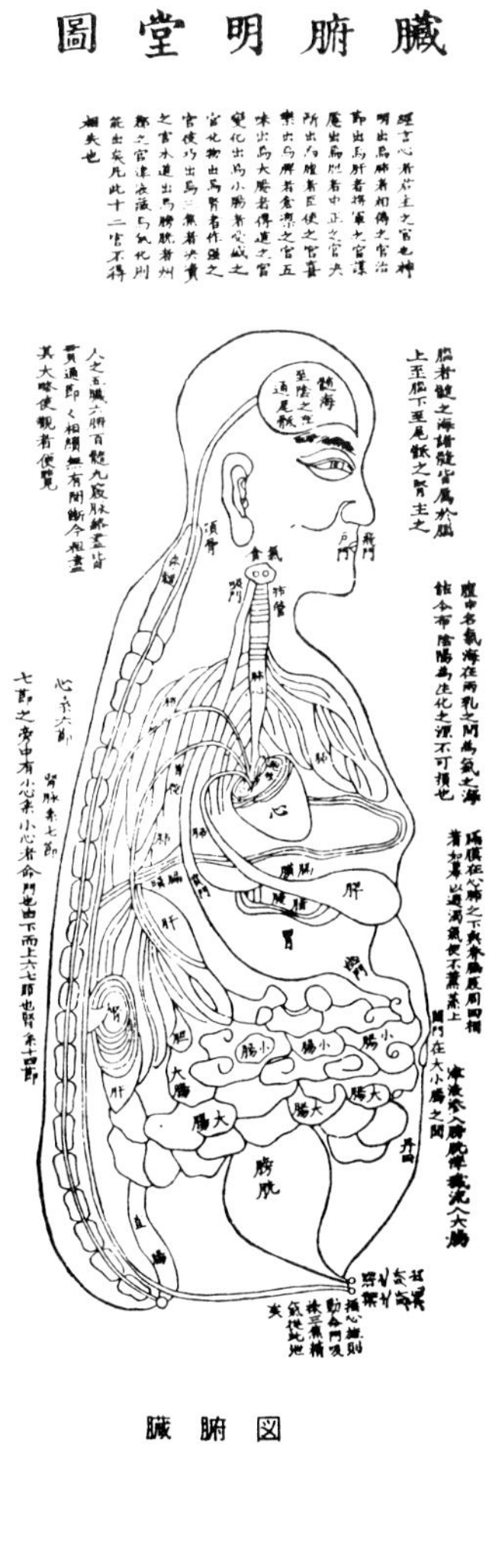

臓 腑 図

経絡図　（側面）

経絡には、十二の正経と八つの奇経があります。しかし、治療に実際に必要と考えられているのは、上肢の表裏（陰陽）にある六本と、同じように下肢にある六本の計十二本の正経と、身体の正中線にある背部の督脈、腹部にある任脈の二本の奇経で、合計して十四経となります。

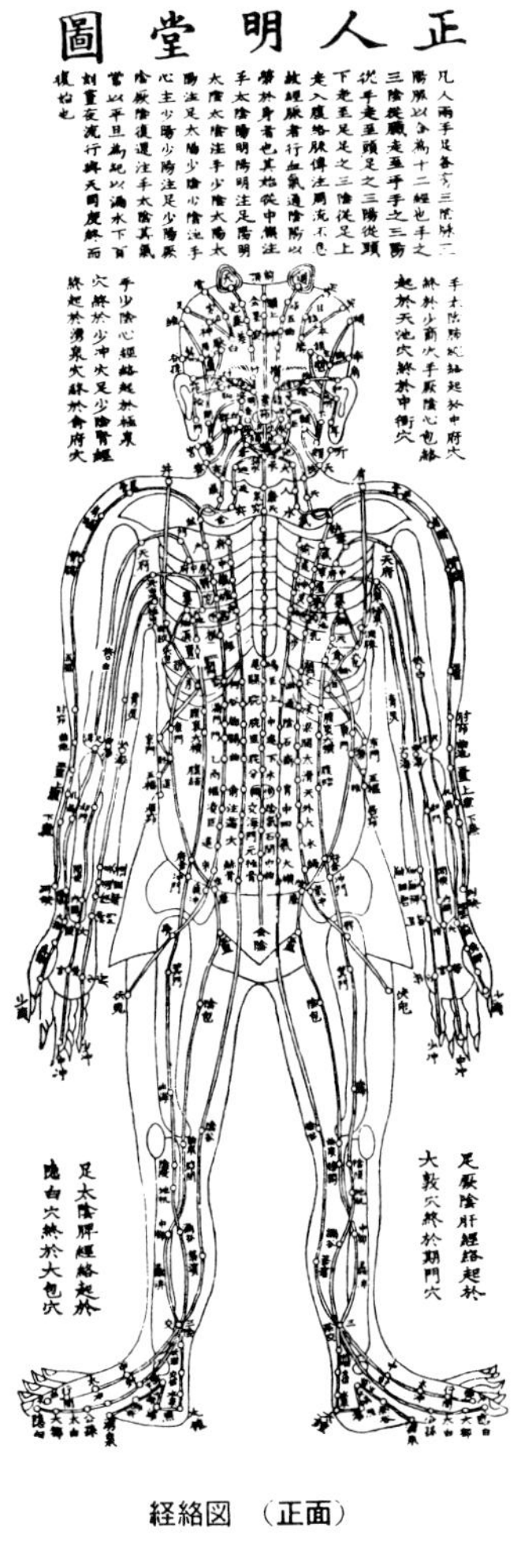

経絡図（正面）

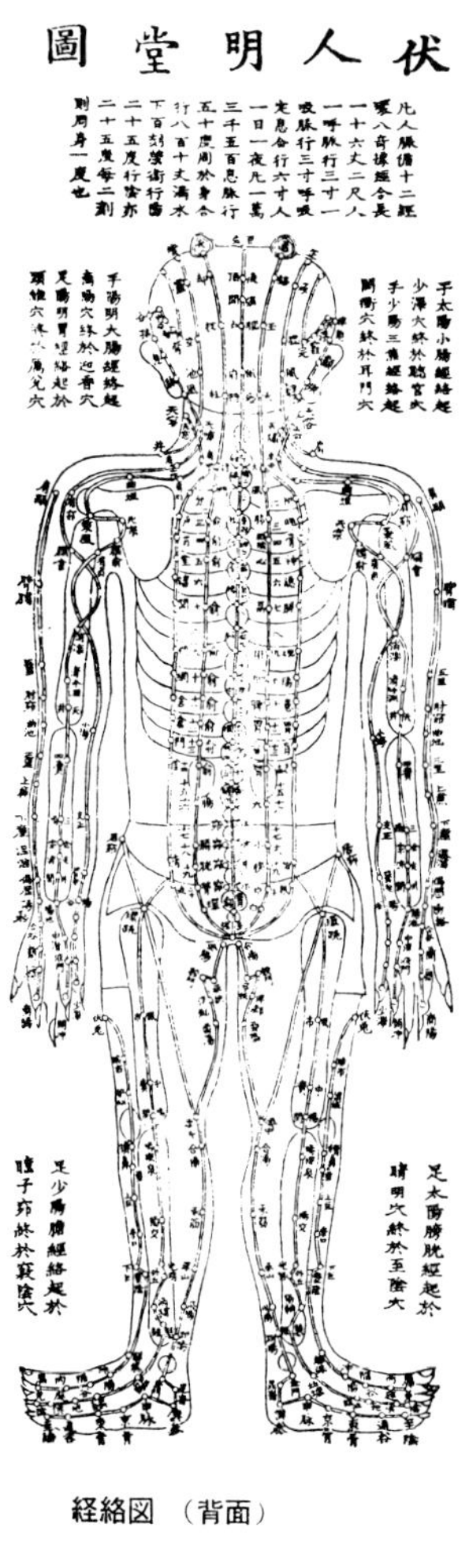

経絡図（背面）

十二の正経の名称は左記のとおりです。

①肺経　手　②大腸経　手
③胃経　足　④脾経　足
⑤心経　手　⑥小腸経　手
⑦膀胱経　足　⑧腎経　足
⑨心包経　手　⑩三焦経　手
⑪胆経　足　⑫肝経　足

気は、この番号の順に、①肺経からはじまって②③…⑦⑧…⑪胆経をへて、⑫肝経に、さらに①肺経へと循環していきます。

正経は身体が正常なときに、気の循環路となります。奇経は正経の気の流れに異常がでた場合、気を調整する特別なルートになると考えています。

気の循環ルートには、陰と陽の走行経路があります。

人間が両手をついて腹バイの姿勢で、日のあたる方が表で陽、日かげの方が裏で陰と考えます。陽経は、頭部や内臓からはじまって手足の末端（上から下へ向かって）に流れ、陰経は、手足の末端からはじまって内臓や頭部（下から上へ）へ流れます。

気は生命の根源で、生命エネルギーだと古来より考えてきました。東洋医学では、この気の乱れを中心におき、病気の症状などを判断して、経絡やツボを使って針灸や按摩・指圧・整体などによって病気を治してきました。

先の図を、それぞれの経絡ごとに、わかりやすくしてあるのが、「十四経絡図」です。

各経絡は、実際には身体の左右を対称に走行しています。ツボは、一年三百六十五日と合わせて、三百六十五穴といわれていますが、もっと多くのツボがあります。

（経絡名の下の数字は、その経絡上にあるツボの数をしめしています）

十四経絡図

①肺経　21穴

胃の中央部より起こり、下って大腸を絡（まと）い、横隔膜に上って肺に属し、手の内側を通って親指で終わる。

②大腸経　40穴

人さし指の端より起こり、合谷をへて手の外側から、肩、下の歯を通って肺を絡い、下行して大腸に属す。

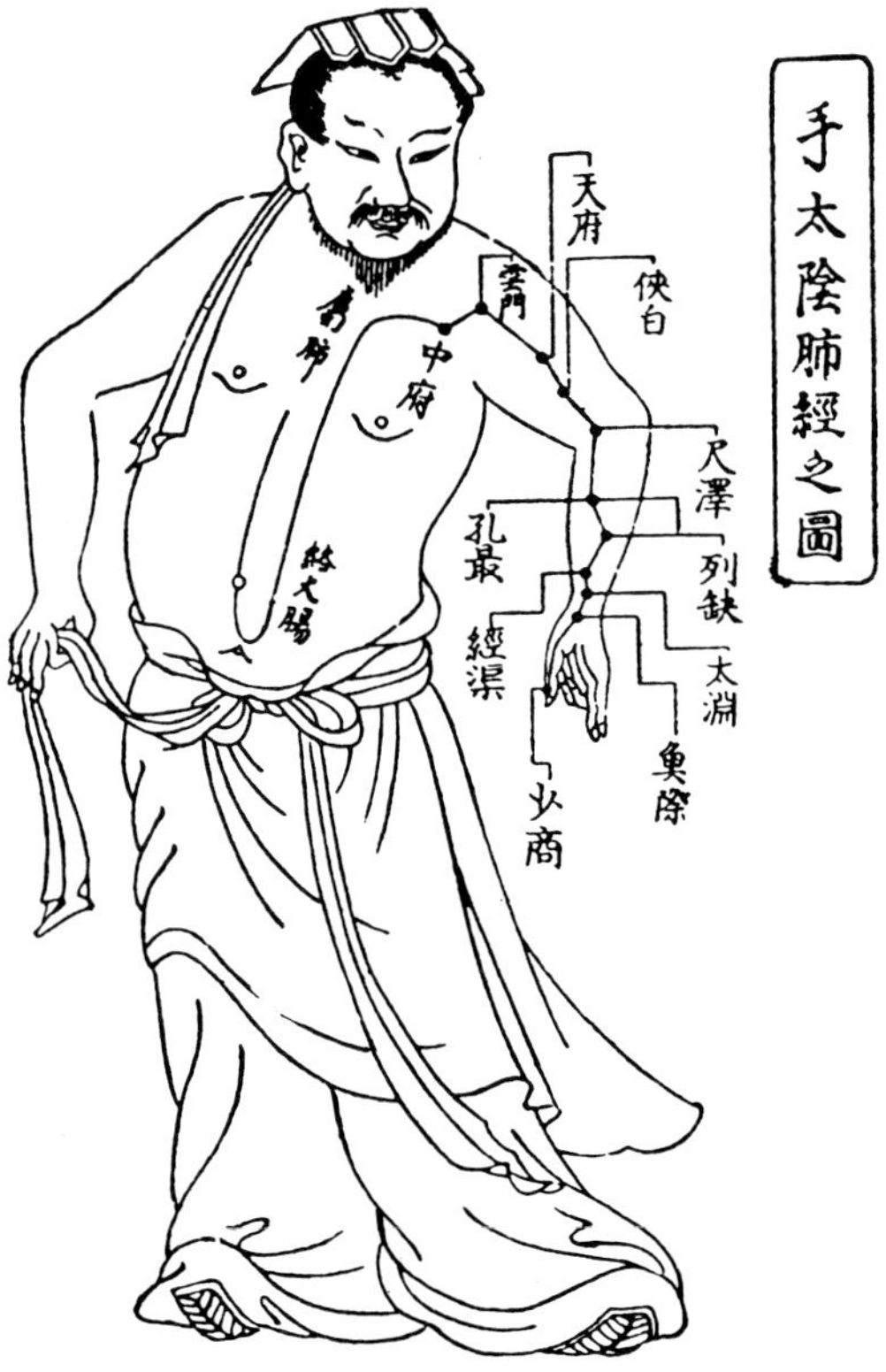

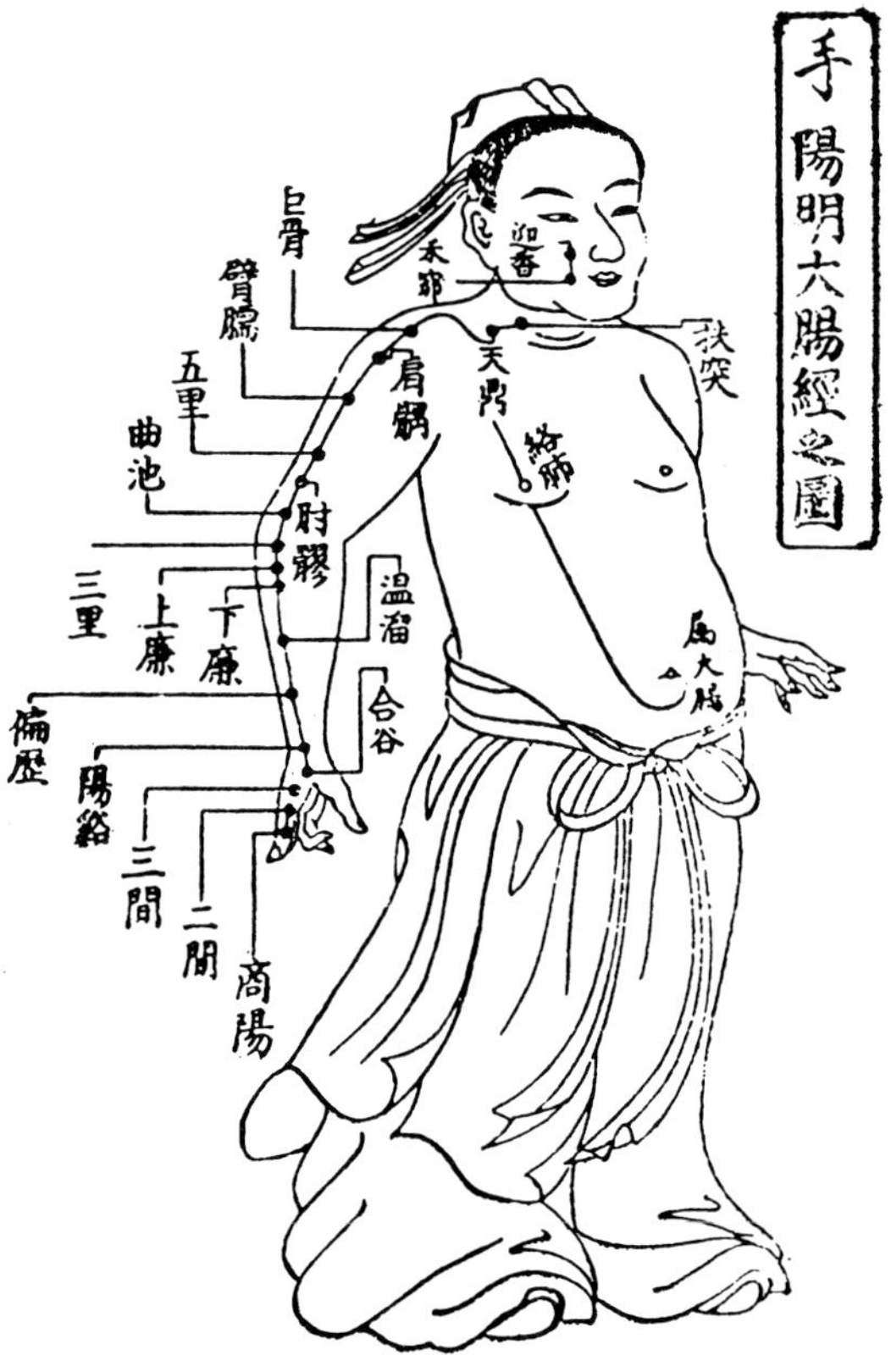

③胃経　90穴

鼻に起こり、上の歯から胸部を下り胃に属し、脾臓を絡う。さらに足の外側を下って第二指で終わる。

④脾経　42穴

足の第一指に起こり、足の内側を上り、腹に入って脾臓に属し胃に絡う。胸に上り、わき下から気管、舌根へ。

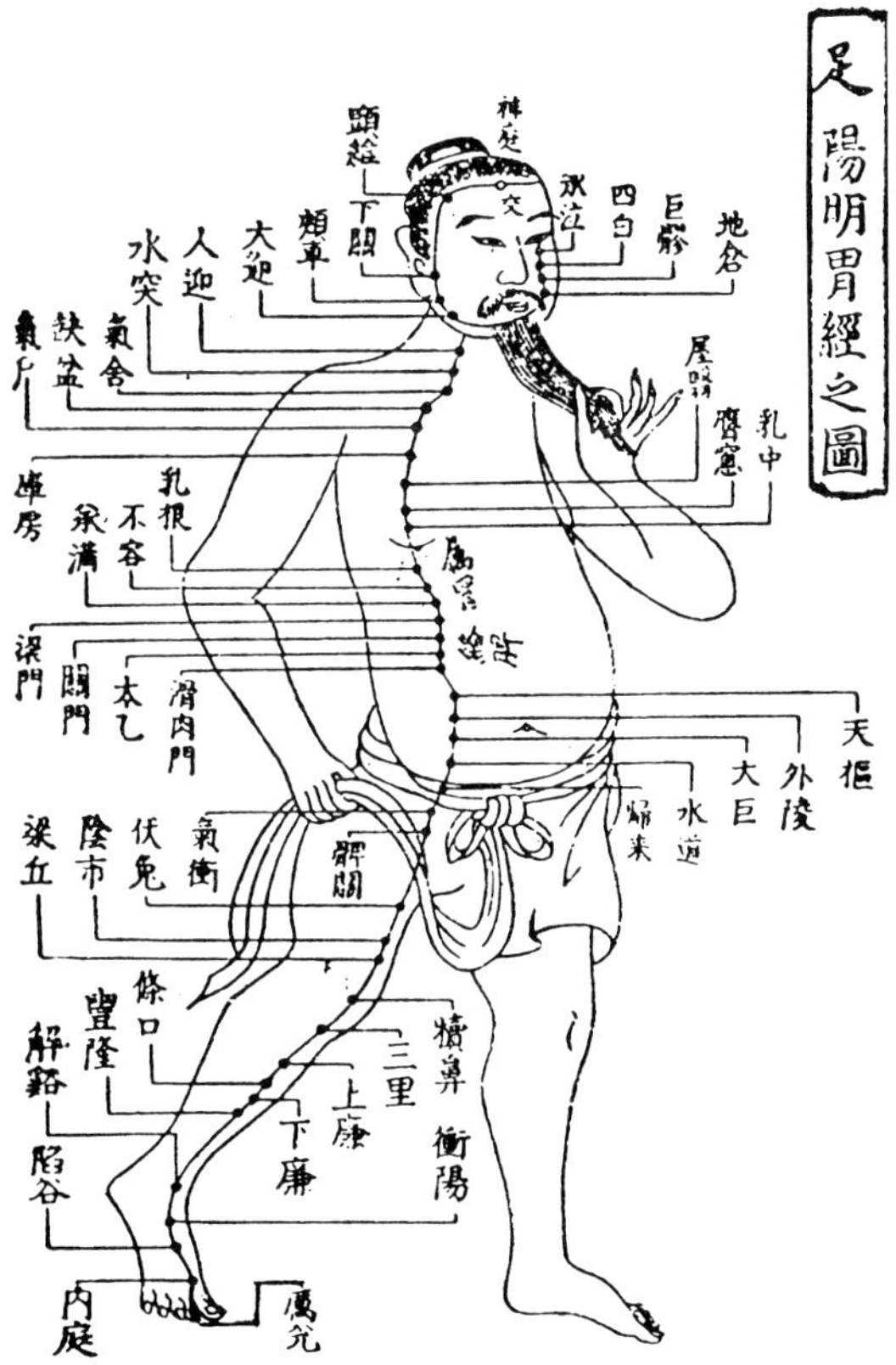

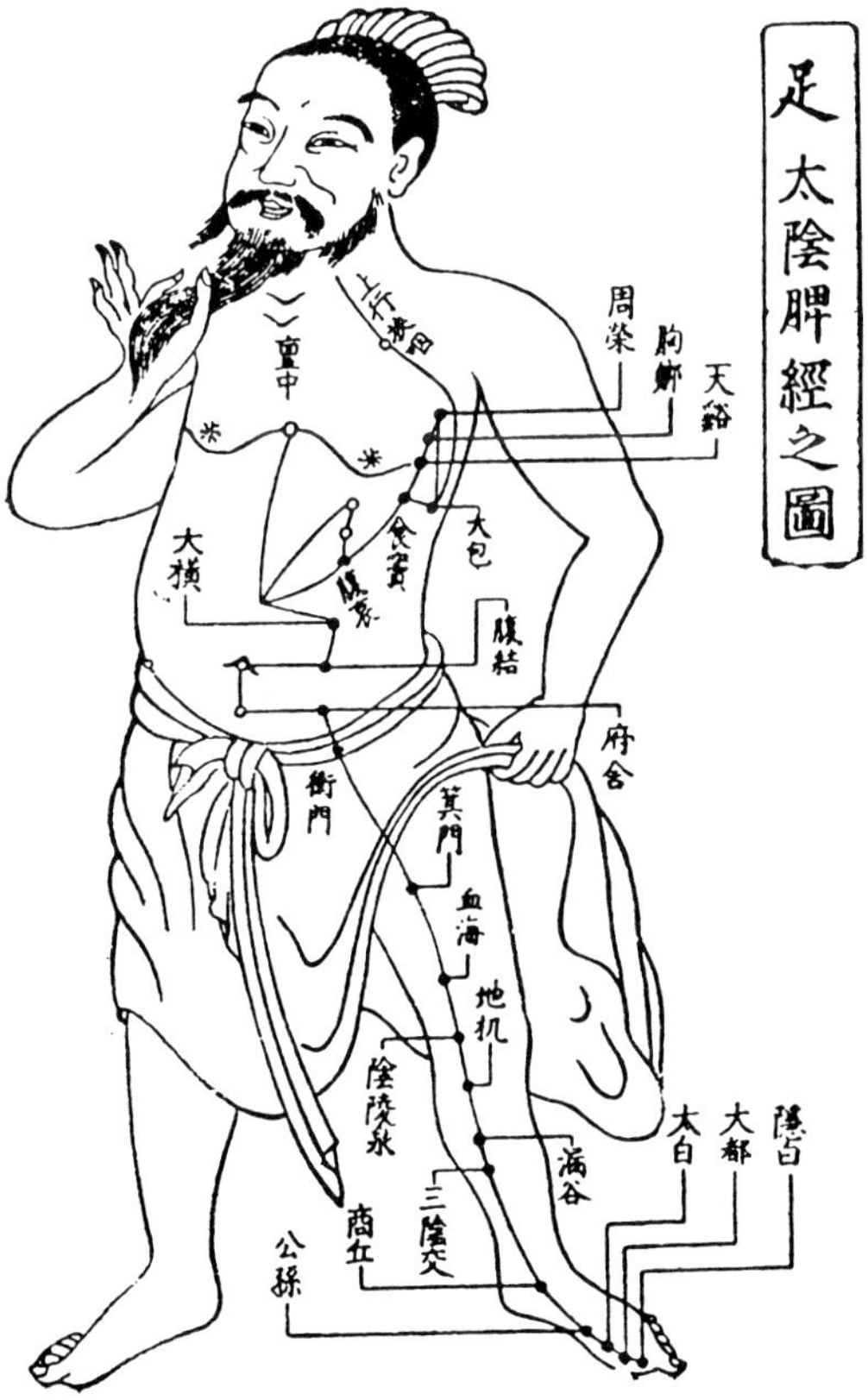

⑤心経　18穴

心臓に起こり、小腸を絡う。ノドから目に至る。心臓から、わき下、手内側をへて小指に終わる。

⑥小腸経　38穴

小指の端に起こり、手の外側を上って肩へ。下って心臓、胃をへて小腸に属す。

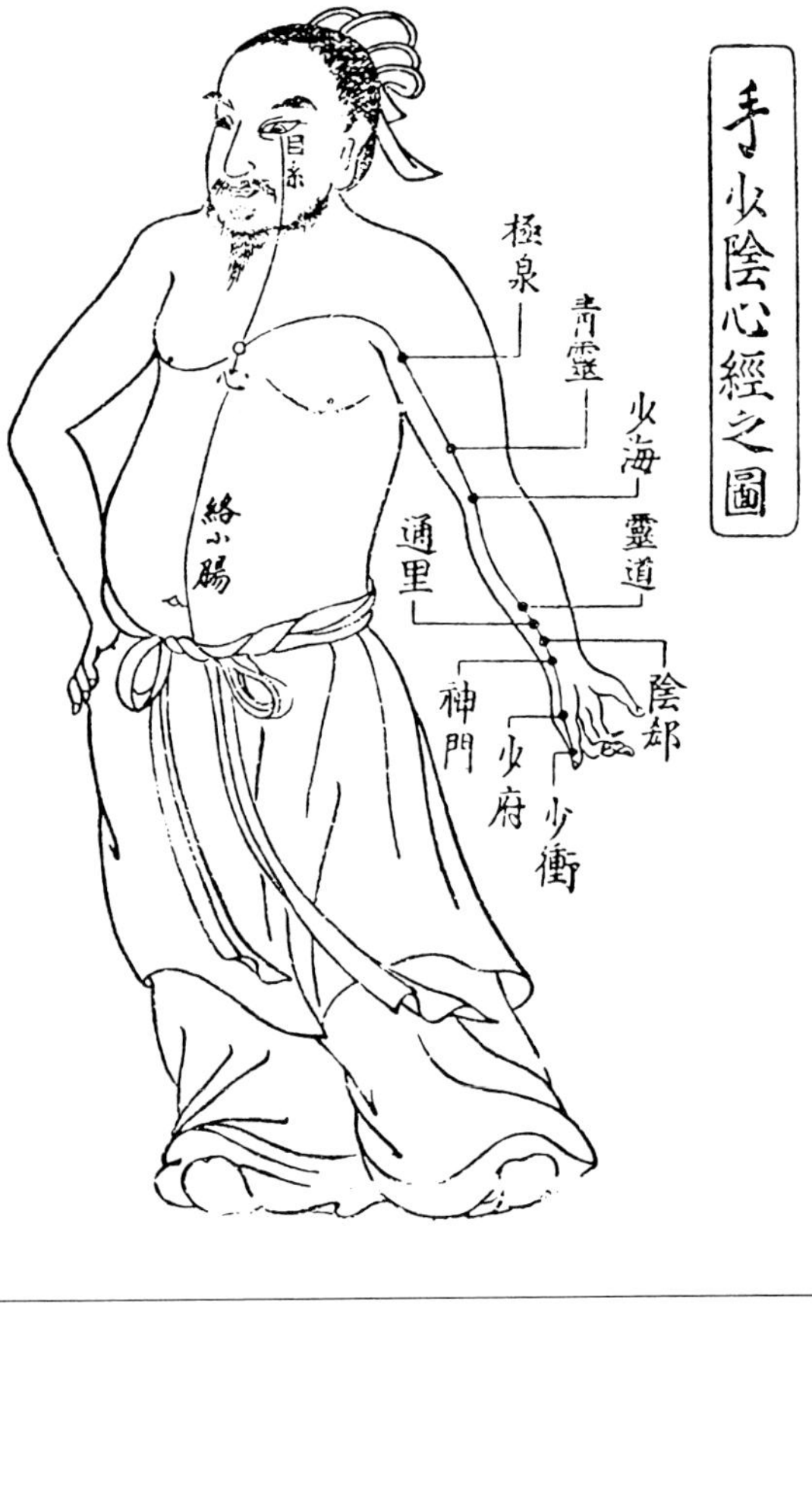

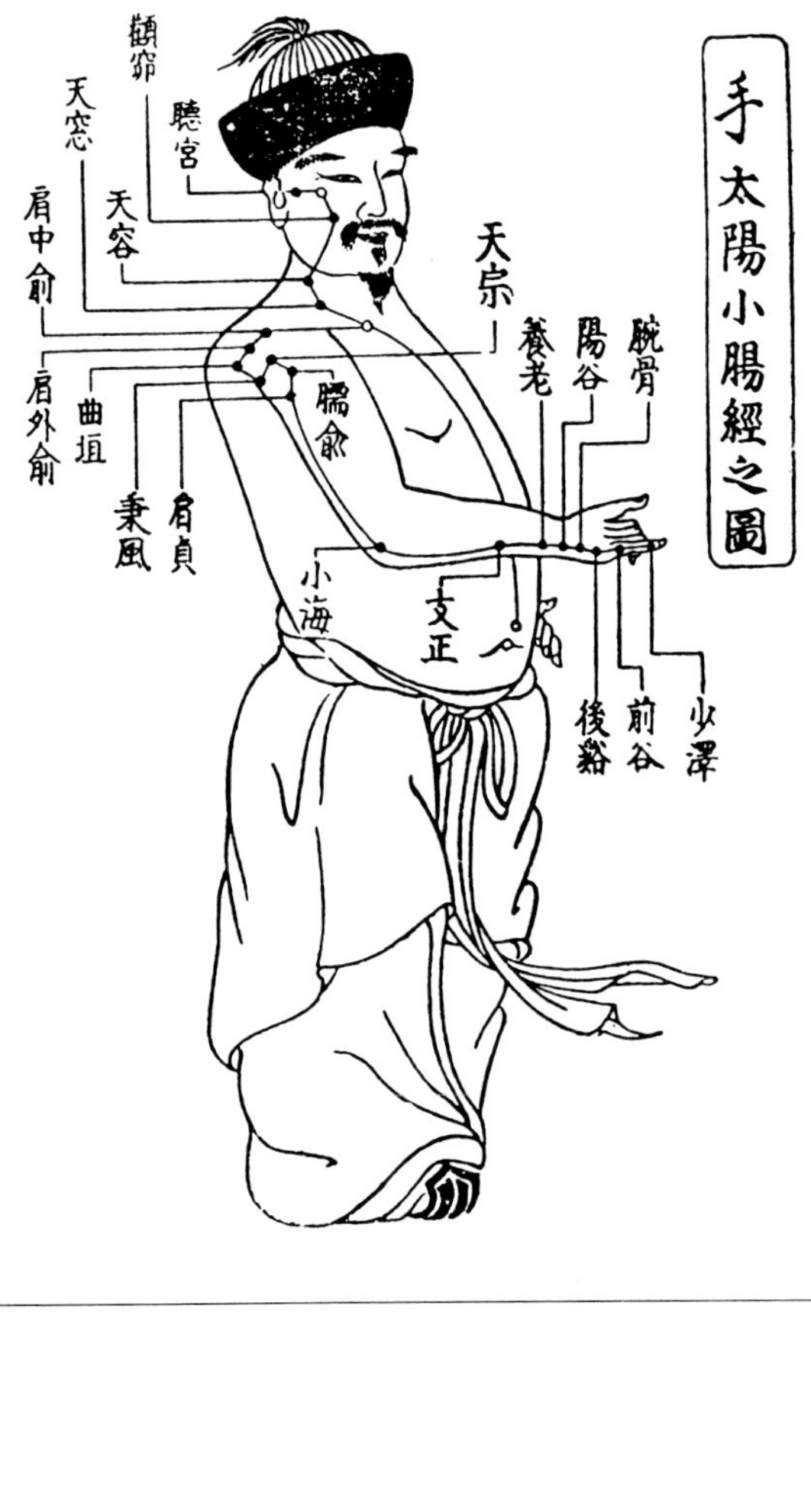

⑦膀胱経　124穴

目の上に起こり、頭部から頸、背中、腰をへて、腎臓を絡い膀胱に属す。腰から足の後ろ側をへて第五指に終わる。

膀胱経には、心俞・肝俞など俞のついたツボが多くあります。俞は、治癒の癒（ゆ）と同じで、「いえる。なおす。すっきりする」という意味があります。心俞は、心臓を、肝俞は肝臓をなおすツボということです。

⑧腎経　54穴

足の第五指の裏より起こり、足の内側を上り腎臓に属し、膀胱を絡い肺、気管から舌根へ。

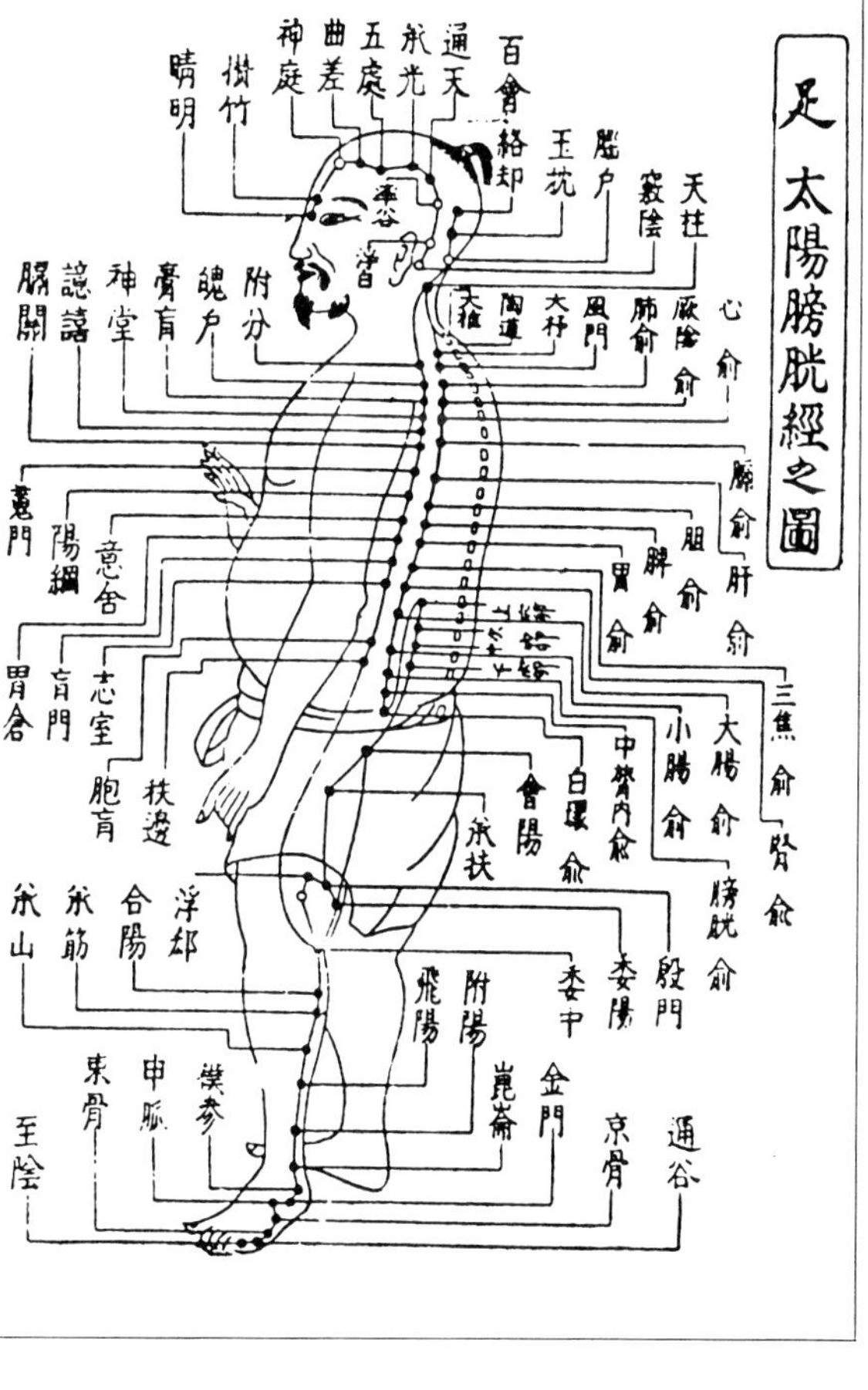

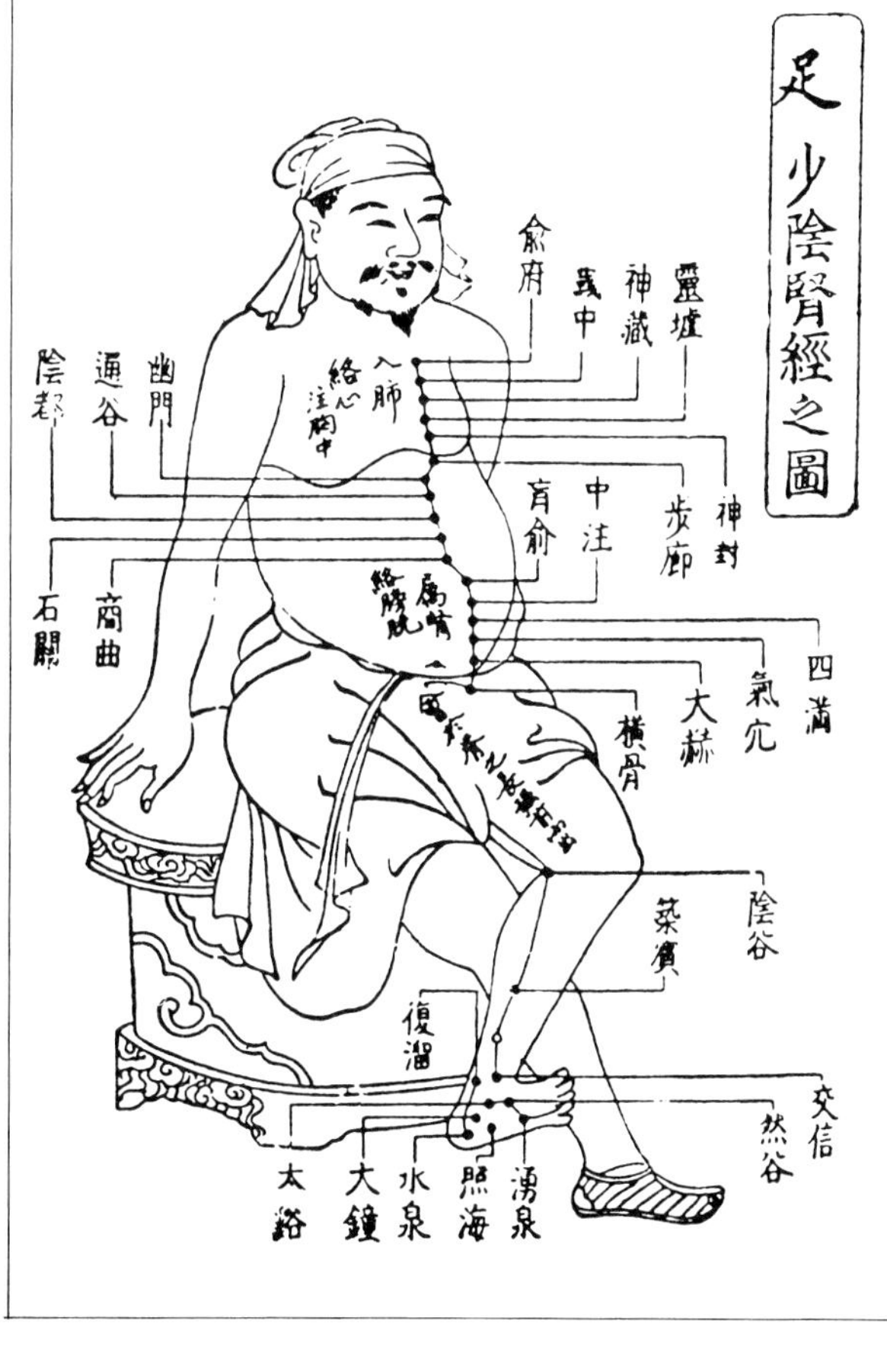

⑨心包経　18穴

胸中に起こり、でて心包に属し下行して三焦を絡う。胸を循って、わき下をへ、手の内側中央を通って中指で終わる。

⑩三焦経　44穴

薬指に起こり、手の外側中央をへて肩に上り、心包を絡い胸部を下行して三焦に属す。

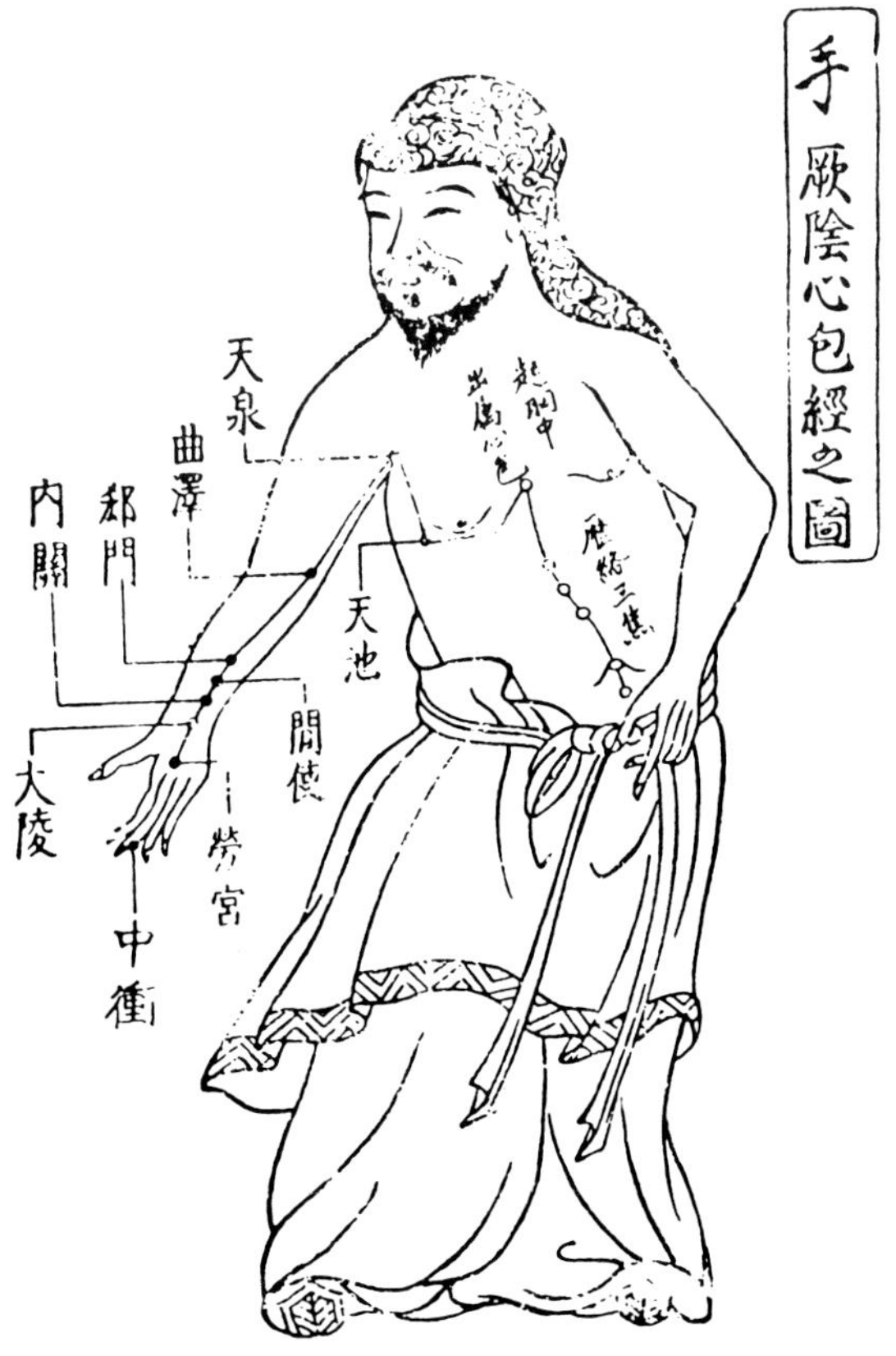

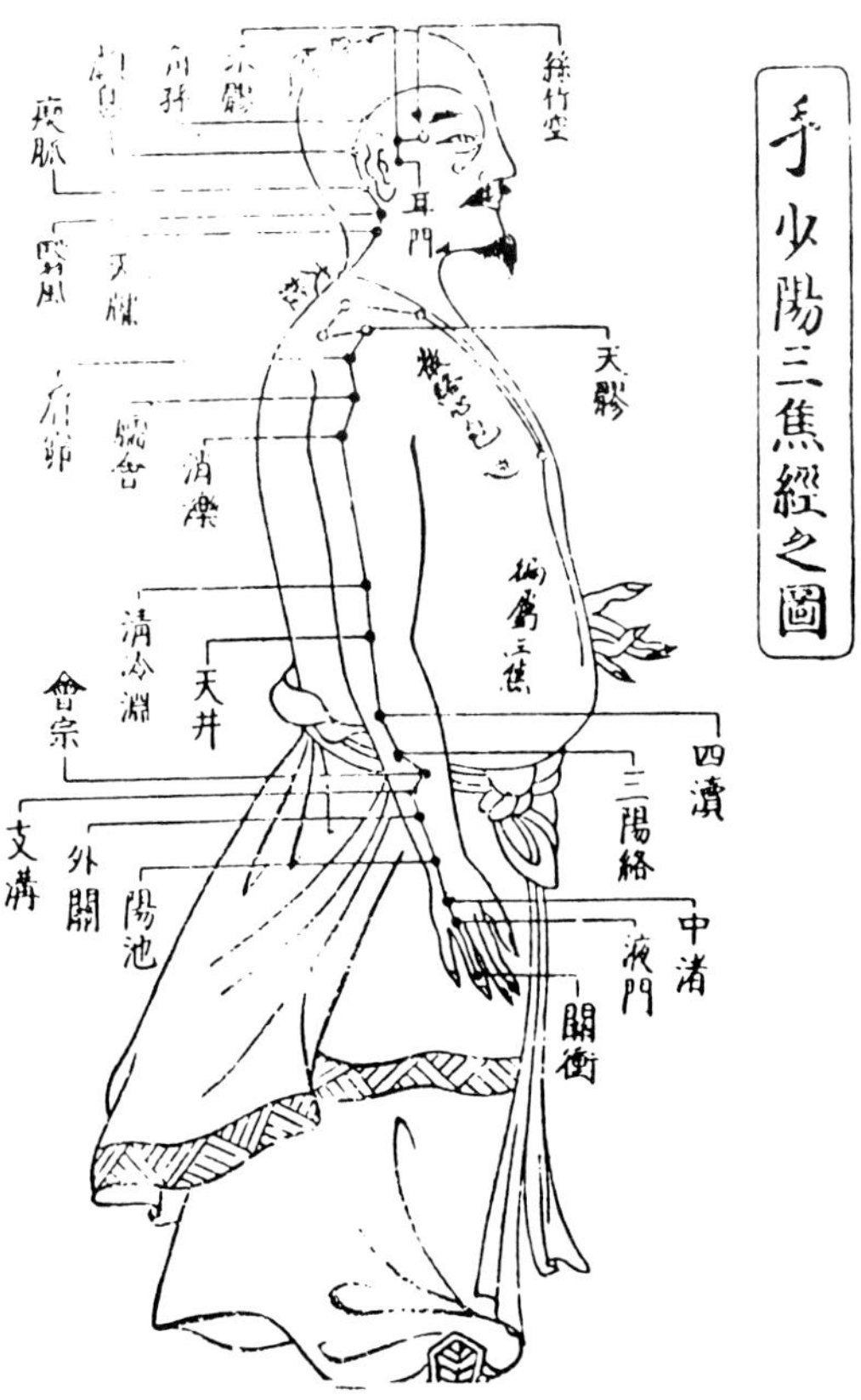

⑪**胆経**　80穴

目に起こり、頭部をへて頸、肩、胸部を通って肝臓を絡い、胆嚢《のう》に属す。

⑫**肝経**　26穴

足の第一指に起こり、足の内側中央を上行し、股を循り外陰部をへて肝臓に属し胆嚢を絡う。肩から目の下を通って百会に、一つは胃に至る。

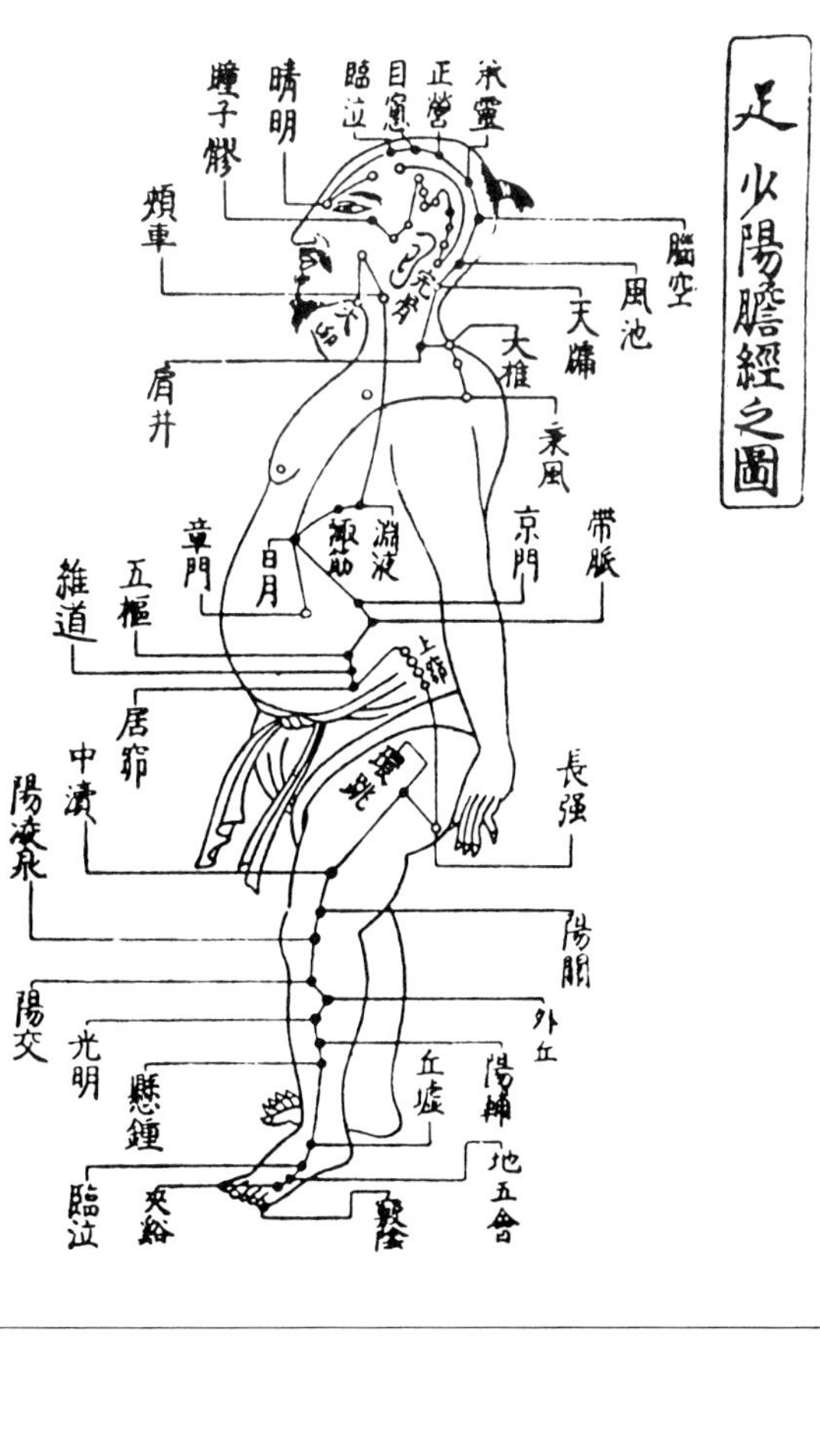

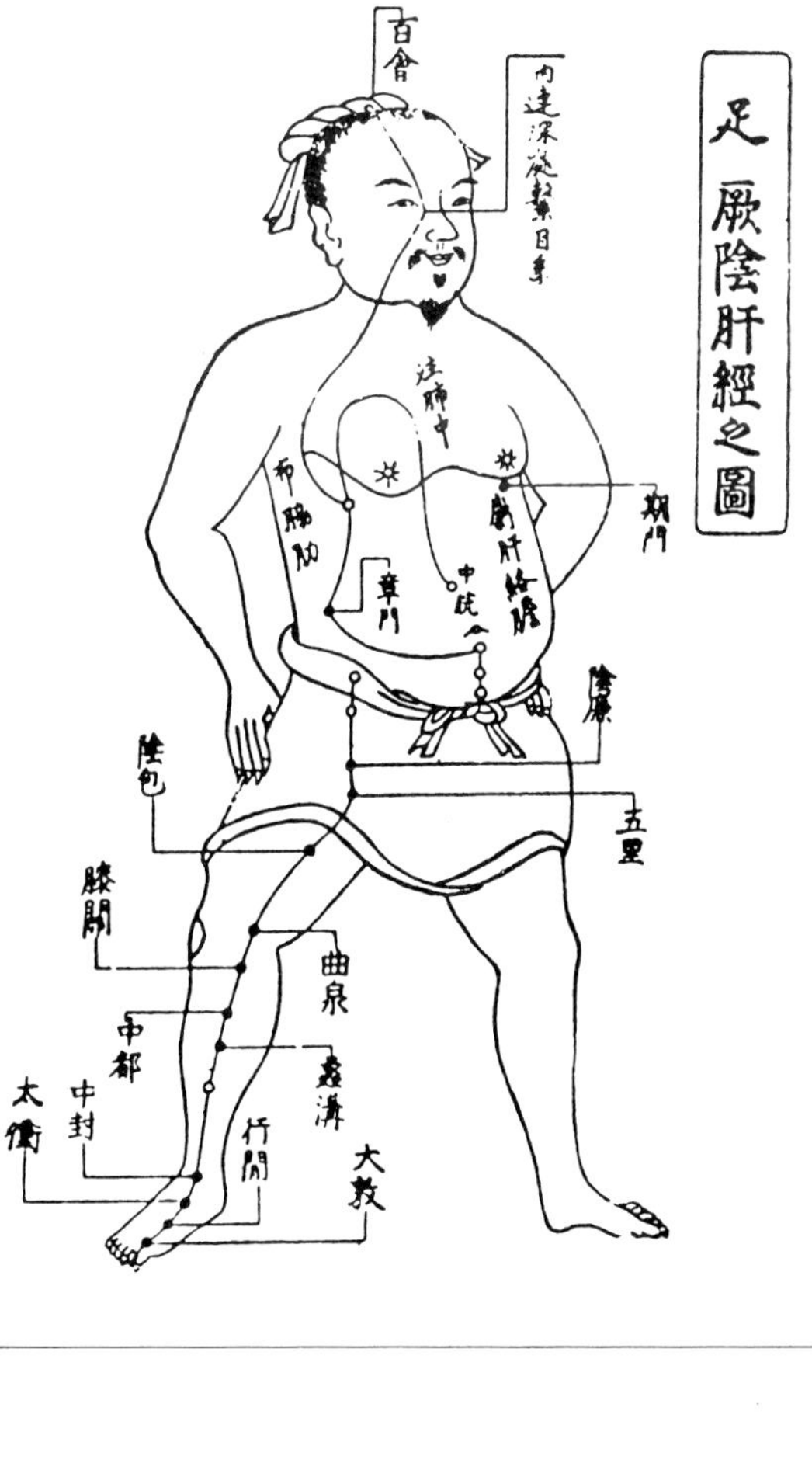

任脈 24穴
会陰部からヘソ、ノド、下唇と正中線を上行する。

督脈 27穴
会陰部から背骨を上行し、後頭部を循って口の中で終わる。

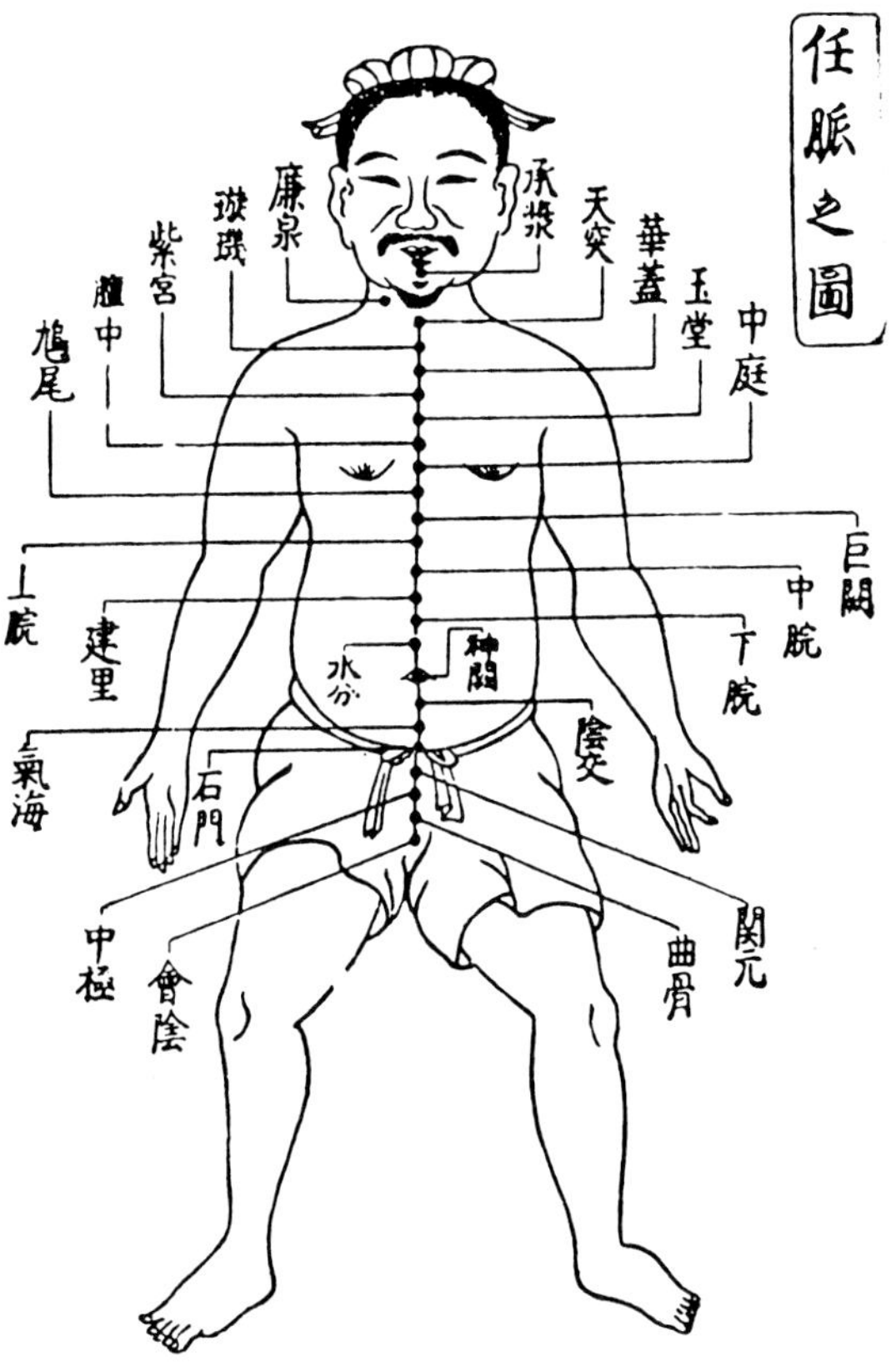

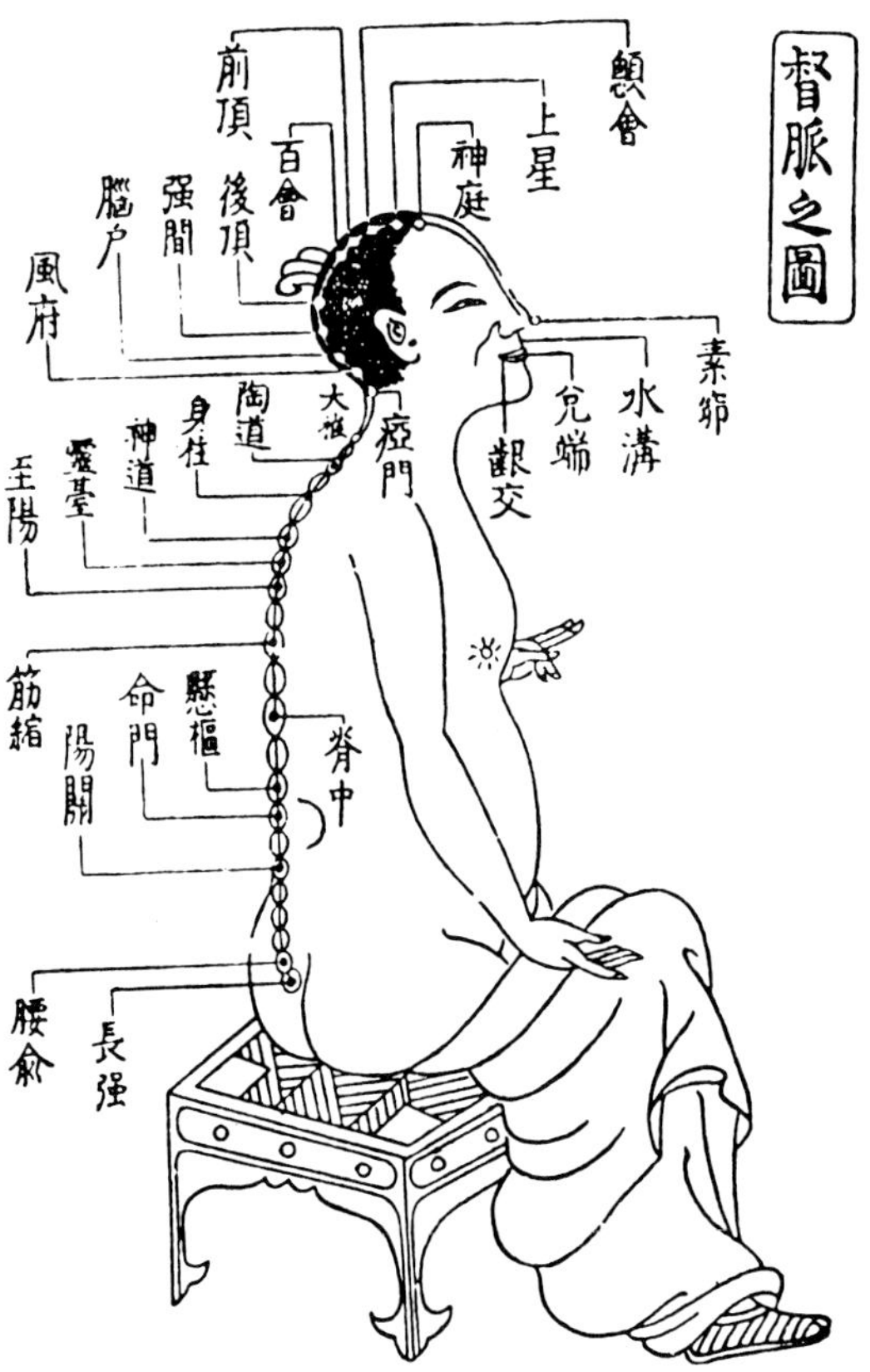

経絡と症状

この本に掲載した「十四経絡図」は、約六百年前に滑伯仁（かつはくじん）が著したものです。「十四経絡図」を見れば、近代医学によっても、いまだにはっきりわかっていない経絡やツボについて、当時の人々が正確に知っていたことが理解できます。

もっと驚くことは、二千年前の中国古代医学書である『黄帝内経素問』や『黄帝内経霊枢』に、経絡のことが詳しく記載されていることです。しかし、古代の中国人が、どのようにしてこれらの経絡やツボを発見したかは謎につつまれています。私たちは、数千年にわたる、病気を治した人々の貴重な経験の積みかさねや特殊な能力を持った人々の体験が集大成されて、経絡やツボが発見されてきたと推測するしかありません。

私は、今までの経験や研究から、「経絡と適応する病気」を、次のようにまとめています。また、参考のために、『霊枢』の「十二経絡と症状」をあわせて載せておきます。

東洋医療体術「経絡と適応する病気」

肺経	肺炎・肩痛・背痛・せき・ぜん息・リュウマチ
大腸経	胃腸・下痢・鼻の病気・歯痛・肩こり
胃経	胃・顔面神経痛・ぜん息・鼻の病気・歯痛・ノイローゼ・言語、情緒障害
脾経	すい臓・手や足の冷え・しびれ・リュウマチ・生理不順
心経	心臓・胸痛・ぜん息
小腸経	腸・目や耳

膀胱経	高血圧・生理不順・腰痛・肩こり・過労・小児麻痺・ヒステリー
腎経	腎炎・腰痛・精力増強・生理不順
心包経	心臓・神経痛・膀胱炎
三焦経	肺炎・肩こり・神経痛・膀胱炎・難聴
胆経	肺炎・目まい・耳鳴り・脳
肝経	肝臓・すい臓・精力増強・腰痛・性器に関する病気

『霊枢』の「十二経絡と症状」

肺経	せきが出て、息が荒々しい。目がかすむ。ノドが渇く。心臓部が苦しい。
大腸経	歯の痛みと首筋のはれ。鼻血が出て、ノドがはれて痛む。肩と腕が痛み、人さし指が痛む
胃経	身体が燃えるように熱し、発汗し、鼻血が出る。口にできものができる。首筋がはれる。ノドがはれて痛む。膝がはれて痛む。
脾経	舌が痛み、食後に吐く。食欲がなく、胃が痛み、腹がはる。下痢をし小便が出にくい。
心経	心臓が痛み、ノドが渇く。手が冷える。目が黄色になり、胸痛。手の

	ひらが熱く痛む。
小腸経	ノドの痛み、下あごがはれ、肩がだるく、首やあご・腕が痛む。耳が聞こえにくい。
膀胱経	頭痛がひどく、背骨や腰・膝の後ろ、ふくらはぎなどが痛む。
腎経	食欲がなく、つばに血が混じり、声がかすれて息が荒い。目がくらむ。
心包経	手のひらが熱く、心臓付近が痛む。腕や肘がひきつり、脇の下がはれる。
三焦経	耳が聞こえにくくなる。発汗があり、頬や耳の後ろ・腕・ノドがはれて手が痛む。薬指が動きにくい。
胆経	口が苦く、胸部が痛む。手足が冷え、足の外側だけが熱い。
肝経	腰が痛い。下腹部がはれ、ノドが渇く。

東洋医療体術の考え方と原理

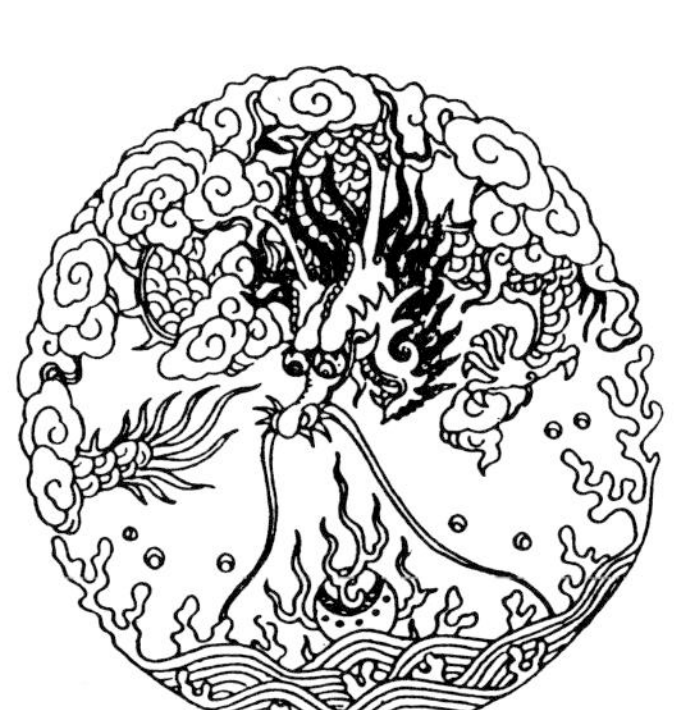

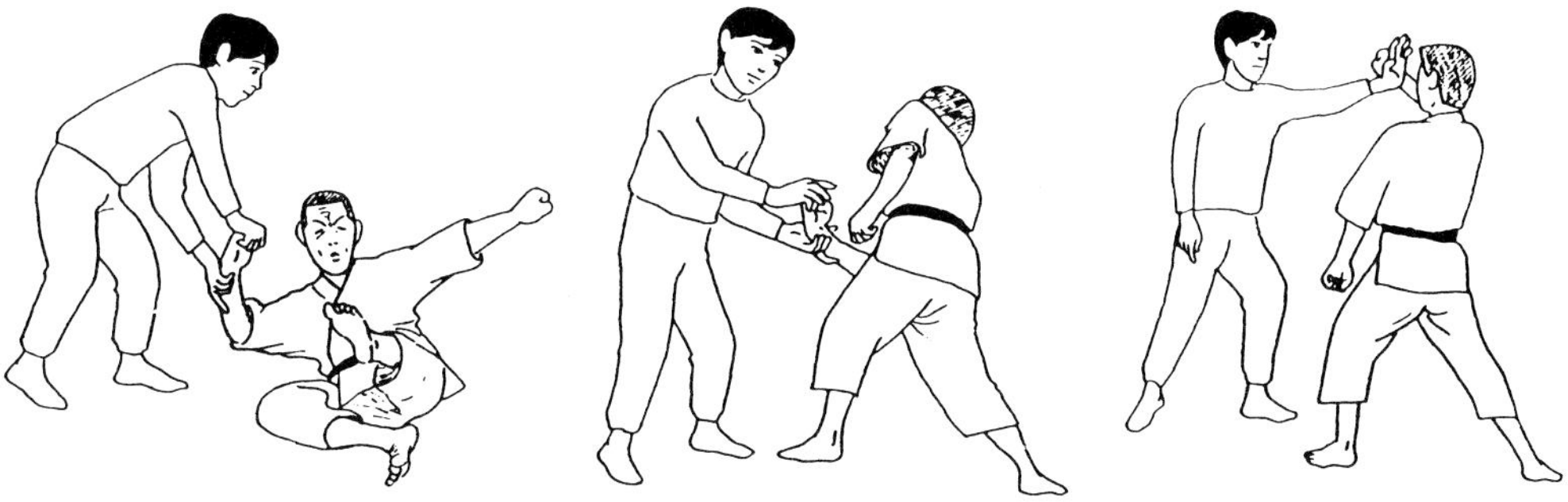

巻き込み

武術と東洋医学

私は、小学生の頃から武術が好きで、柔術や空手などを少し学んでいました。これは、祖父が柔術や柔道をしていたことが、大きな影響力となっていたと考えます。

学生の頃も、柔術や中国の擒拿術・医学・道教などに興味があり研究してきました。

柔術や道教が東洋医学に、どのように関係があるのかと思われる方も多いと思いますので簡単に説明しておきます。

経絡柔術

柔術は、柔道以前からあった古武道の一つです。流派が多くありますが、私が学んだのは、経絡柔術に属するものです。この経絡柔術というのは、身体にある経絡とツボを主に活用する武術です。

私が、十四年前に新聞社から出版した『柔術秘傳』に、

○柔（ヤワラ）は、単に武術としてだけでなく、心を正し、身を正し、病を正すものである。

○東洋医学を知らずして極意なしとは、(中略)経絡巻の根底には、東洋医学という偉大な経験的医学が集大成されて柔術の秘傳を成立せしめている。

○東洋医学の理論によれば、経絡・経穴は治療点となる。武術においては、経絡・経穴は鍛練点となると同時に、活殺点ともなる。

と、書いています。

このように、柔術は一般に考えられているように、単なる闘争技ではなく、病気を治すことも可能なのです。

具体的な例として、経絡柔術の技の一つ、「巻き込み」を紹介します。

この技は手の大腸経を活用するものです。東洋医学的にみると、胃腸や肩こりに効果をあらわす経絡です。大腸経は、肺経に密接な関連のある経絡ですが、図のように肘を内側に曲げていきます。大腸経の人さし指だけが、曲がるのを拒否して伸びようとして激痛がおこり、相手の身体はバランスを失って崩れてしまいます。

この技のポイントは、腕を最短距離で内側に持っていくことと、人さし指を逃がさないようにして巻き込むことです。

中国擒拿術

経絡柔術と非常によくにた武術に、中国擒拿術というのがあります。

擒拿術は、「柔よく剛を制する」の言葉どうり、老若男女の別なく、ある程度までは簡単に学ぶことができます。簡単に学べるからといっても、その効力は非常に大きく、手で特別なツボを押さえて、相手の身体を瞬間に麻痺させます。

このようなことが可能なのは、数千年にわたり中国古来より伝えられてきている東洋医学の根本的な思想である経絡・ツボの理論によって、この擒拿術の技法が考案されているからです。

擒拿術の歴史は、明らかではありません。

俗説では、達磨大師（禅宗の開祖ともいわれていますが、実在を疑う説もある）が嶽少室山において面壁九年の後、僧侶に羅漢拳を教えて心身の鍛練をさせましたが、この流れをくんで宋代の岳飛によって七十二把拿腕手法が考案されました。その後、身体の三十六のツボを活用して相手を制する三十六要穴之擒法を考案し、七十二把拿腕手法と三十六要穴之擒法を合わせて鷹爪（ようそう）一百零八擒拿術が完成されたと伝えられています。

擒拿術と東洋医学の関係を知るために、技に使うツボを紹介しておきます。

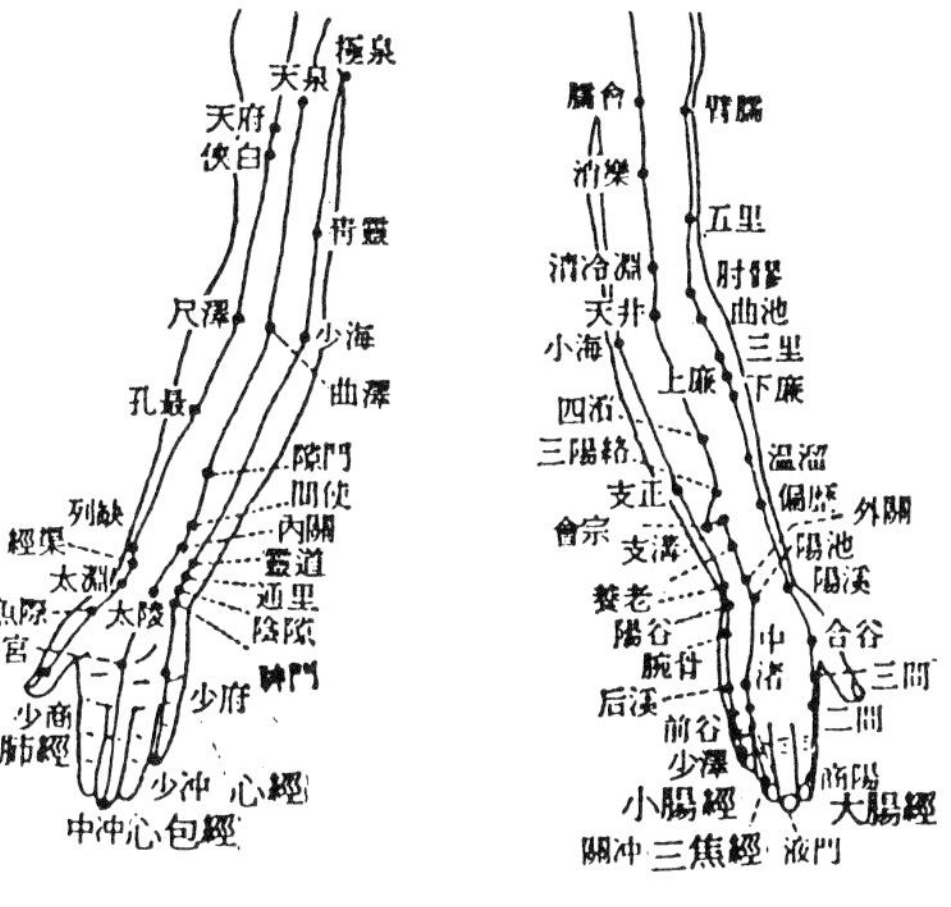

手の経絡とツボ

十四経絡図の手の心包経に曲澤（きょくたく）というツボがあります。このツボを強く押さえると、手が痺れたり激痛が走ります。擒拿術からみれば、このツボは身体を瞬間的に麻痺させるツボの一つです。東洋医学の立場からみれば、腕の神経痛に効くツボです。

また、手の大腸経に曲池（きょくち）というツボがあります。このツボも曲澤と同じ痺れるツボの一つですが、東洋医学からみれば頭痛や下痢に効果のあるツボです。

このように一つのツボの使い方によって、病気を治したり、相手の動きを制したりすることができます。

この他にも、痺れたり激痛が走るツボがたくさんあります。その内の数個のツボを紹介し、東洋医学からみたツボの効果も書いておきますので参考にしてください。

三里	胃カイヨウ・腕の神経痛・顔面神経痛
少海	頭痛・目まい・腕の神経痛
合谷	胃腸・ノドの痛み
陽谿	ノド、手首の痛み・耳鳴り
神門	心臓病・神経衰弱・ひきつけ

普通のスポーツや武術をすると、身体を動かした気持ちよさとは別に、疲れも少し残ります。しかし、私が経絡柔術や擒拿術の練習を一時間、二時間と続けてしても、終わったときには身も心もすがすがしくなって、逆に気力が湧いてきました。

木田氏の場合は、柔術の練習だけで、病気が治ってしまった例です。

木田さんは、仕事の都合で不節制が続き、胃の調子が悪くなりました。一ケ月近く食事などもあまりノドを通らない状態が続いたそうですが、がまんして仕事を続けていました。胃カイヨウの疑いもあるといわれ、たくさん薬をもらって飲んでいました。

私は彼に、柔術の基本の技を教え、三回ほどいっしょに練習しました。練習のときの彼は、一技一技に痛みのために悲鳴をあげて逃げ回る状態でした。体調の悪いときには、特に技が普通のときより強くきくからです。それだけで、彼の胃の調子はよくなりました。

これは、技によって経絡やツボに、適切な刺激が伝わり、身体に滞っていた気が自然にスムーズに流れるようになったからです。

道教と東洋医学

道教の目的と内容

道教は不老長寿を得、自由自在の精神界に入ることを目的としていますが、その歴史も長く複雑です。

一般に「道教」といっていますが、これには二つの大きな流れがあり、教団道教と民衆道教との区別があります。道教の発祥については、一定した見解はいまだにありません。

老子の思想からはじまるとするものから、後漢末期にできた太平道・五斗米道や、北魏の王朝が認めた新天師説などがあり、前五世紀頃から紀元五世紀頃と、たいへんな開きがあります。

道教は、教学や戒律・医学・方術などから成り立っています。東洋医学に、特に関係が深いのは医学と方術です。これらの中には、漢方薬・調息法・導引法などが中心に伝えられています。また、病気を治す護符、鬼神などの使い方や星占いなど、東洋思想の宝ともいえるものが含まれています。

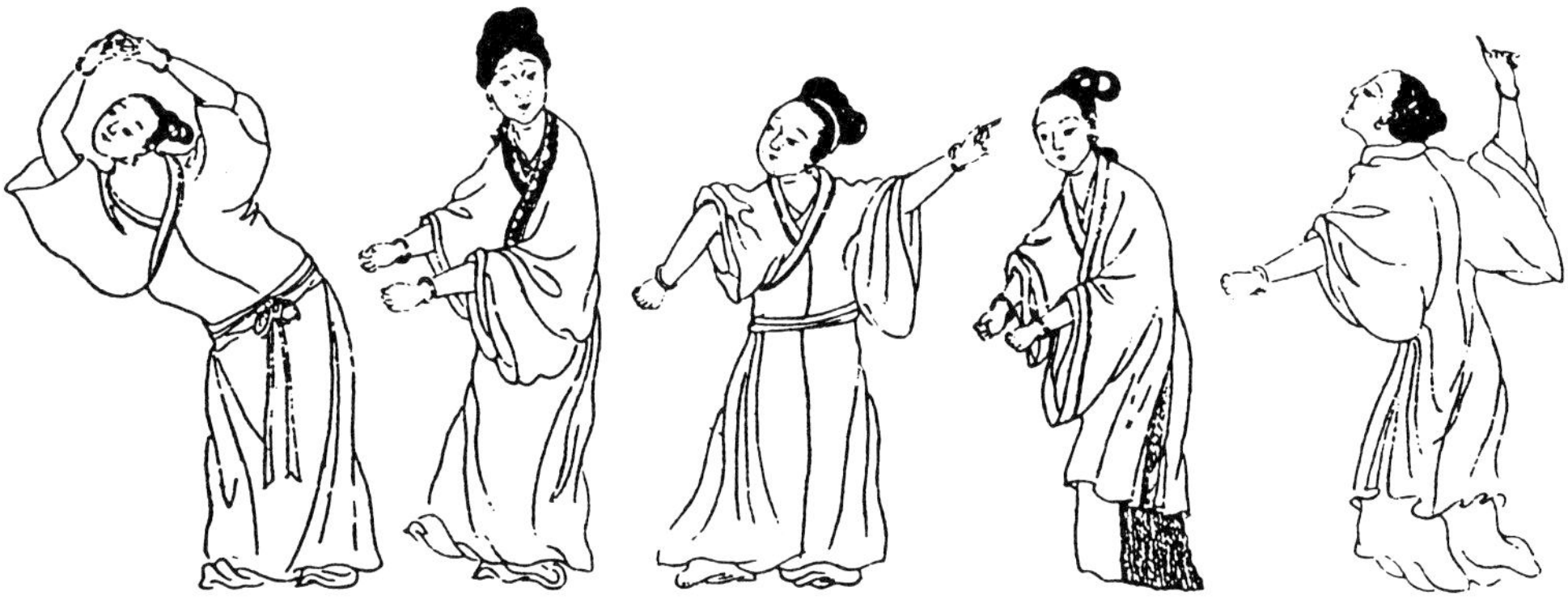

『五禽戯』

私は、神仙術といわれるものに特に興味があり、学生時代から中国語で書かれた道教関係の著作を読んでいました。その後、「仙人を訪ねて」台湾へ一人で行ったのがきっかけとなって、多い年には年に三回、海外へ行くようになりました。いつの間にか台湾では、多くの知人ができ、ラジオにでたり、有名なホテルで講演をするようになってしまいました。

道教の中に、東洋医学のもっとも自然な形として、調息法や導引法が伝えられています。

四千年前からあった導引法

一九七四年に中国の湖南省馬王堆（まおたい）の墓から、二千年前の導引図が発見されました。これは中国最古の導引図で、絹織物の上に彩色をほどこし、四十四の導引のポーズが描かれています。

この導引図には、両手を少し広げて鳥のように高くあげているものから、獣のように四つんばいの動作をしたもの、両手で膝をかかえて胸をつけるようにしているものなど、さまざまな動作が描かれています。

導引法は、柔軟体操に呼吸法を組込んだものです。この方法は、もともと鳥獣の動作をまねたもので、四千年余り前からありました。古代の中国人も、導引法を日々おこなえば、気の流れが円滑になり、病気の予防や健康増進・老化を防ぐのに役立つと考えていました。

華陀（かだ）という中国の名医が著したと伝えられる『五禽戯（ごきんぎ）』には、千八百年の長い歴史があります。この本は、熊・虎・猿・鹿・鳥の五種の動物の動作を取り入れてつくられています。

華陀は、

「身体は、動かすことが必要です。しかし、過度になりすぎてはいけません。常に身体を動かせば、消化や血液の流れもよくなり、病気の予防にもなります。入り口にある扉と戸車のように、よく使っていれば腐ることはありません」と考えていました。

五禽戯のもともとの形は、動物本来の姿である四足歩行のものだったと思われますが、現在伝えられているのは、立ったままおこなうものが主になっているようです。

自分の生活をふりかえる

腰痛を例に、話をすすめてみます。

腰痛をおこす人は、一度だけでなく何度もおこすケースが多くあります。このような人を、よく観察していると、たいがいの人が自分で再び腰痛になるような動作や生活をしています。根本的に腰痛をなくしていくためには、その場かぎりの方法だけではなく、生活様式までもみなおして改善しなければ、腰痛と永遠にさよならできません。

腰痛だけでなく、どのような病気でも、このようなことがいえます。たとえ症状や痛みが軽減したり、消去したとしても「自分の生活をふりかえる」ことが大切です。

自分の生活をふりかえる基本は、寝る場所やイスの高さ・電灯の明るさ・部屋の条件・姿勢・食べ物などをはじめ、心の状態や自分の身体のクセなどを点検する必要があります。

寝台は、厚いマットレスなどはやめて少しかたいめの床にして寝ることが、背骨や安眠するには大切なことです。マクラの高さなども、低いものを利用し、自分に合ったものを選ぶように注意しなければなりません。

食事も調和を考え、心を落ち着けて姿勢を正し、よくかんで食べる習慣ができれば、唾液によって食べ物がしっかり分解され胃腸の負担も軽くなります。また、唾液には、ガンを予防する酵素が含まれています。

このようなことを中心に生活をふりかえり、自らが心と身体との対話をしながら調整していく必要があります。

自然治癒力が高まる

腰痛がおきたからといって、腰ばかりみても治りません。というのは、身体全体のイガミやクセが、総合的に腰痛というかたちであらわれているからです。

針灸や整体をした後に、人によっては痛みの位置が変わる場合がたまにあります。これは自然治癒力が高まる過程であらわれる現象で、回復への第一歩です。このときに、あわてて薬を飲んだりしないで、身体のようすや痛みがどのようになっていくかを自分で観察すれば、身体との対話ができるようになります。

また、東洋医療体術を学ぶことによって、自分の身体の自然治癒力を最大限に発揮させる方法がわかるようになります。

痛みをとめる薬は、身体の判断をくるわせる

腰痛や首のネンザではれがひどい場合、医者にかかると痛みどめの注射や薬で、そ

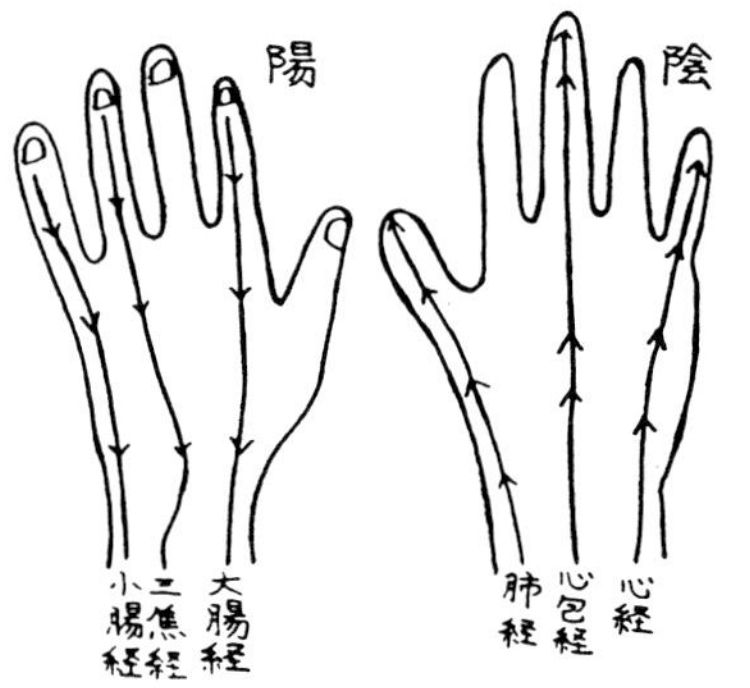

手と足の経絡

の痛みをとめてしまいます。

痛みというのは、身体の反応であり、身体からの警告です。これを注射や薬でとめてしまったのでは、身体の正しい状態がわからなくなってしまいます。

たしかに、痛みどめの注射や薬によって、痛みが一時おさまって楽になりますが、実際は痛みが感じられなくなっただけで、炎症が続いています。だから、楽になったからと動かしていると、炎症がひどくなっていきます。痛みを感じなくされているので、身体は炎症がひどくなっていることに気づくことができません。

痛みをしっかりと受けとめ、身体の反応をみながら、自分の身体の状態を判断することが理想的です。

また、頭痛や生理痛・腰痛などで、常に薬を飲んでいる人を見かけます。この人たちは、自らの手で身体の判断をくるわせ、薬の副作用を身体に取り入れているのです。根本的な解決のないまま、この習慣が長く続くと薬の量も徐々に増え、今まで関係のなかった器官までおかしくなり、最後には全身が不調をきたすことになります。

身体の反応点をさがす

内臓などに異常がおきれば、皮膚に反応があらわれることを先に書きました。

この内臓の反応は、経絡かツボにあらわれます。が、内臓だけでなく、手や足・肩などの異常も、反応点として別の場所にでてきます。

人によっては反応に、特色がある場合もありますが、だいたい痛点としてあらわれます。だから、病気からでている反応である痛点をみつけて、その部分を自分で押さえれば、異常が解消されます。

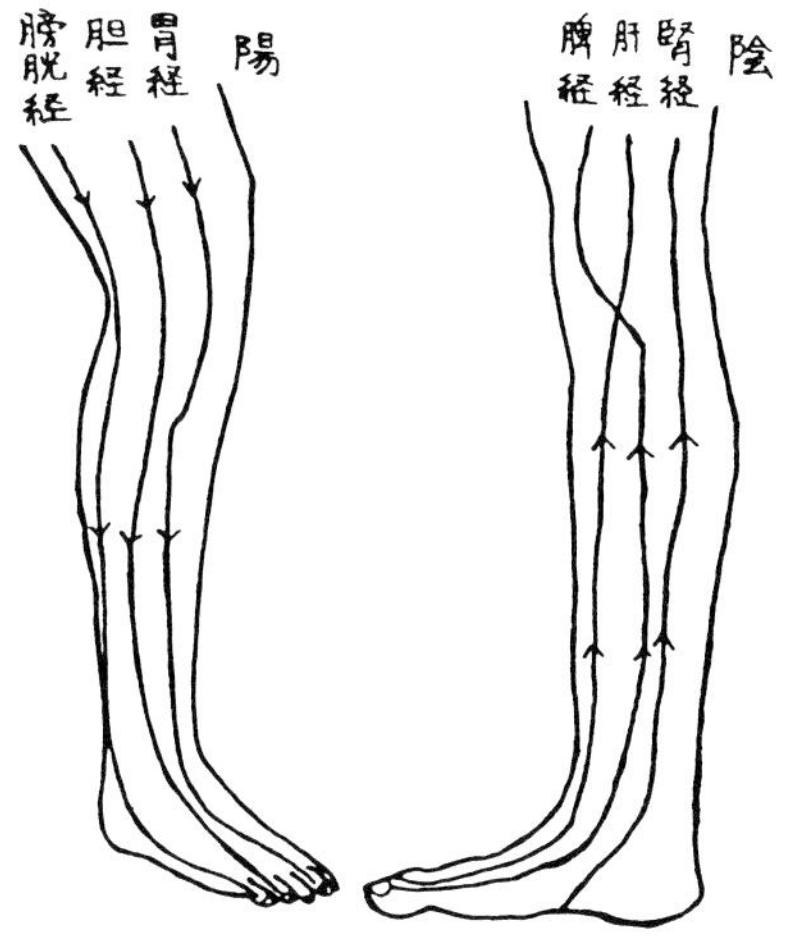

身体の反応を知るための簡単な方法には、二種類が考えられます。
第一は、腕や足を経絡にそって押さえ、特に反応が強いところをさがす。
第二は、手や足の指を一本ずつつまんで、特に反応が強い指をさがす。
第一の方法は、それぞれの経絡の位置を把握しないとできませんが、第二の方法は、次のことを知っているだけで可能です。

手		足	
親指	肺	第一指	肝臓・脾臓
人さし指	大腸	第二指	胃
中指	心包	第三指	
薬指	三焦	第四指	胆
小指	心臓・小腸	第五指	腎臓・膀胱

これらの方法では、身体が正常なときは、それほど痛みとしての強い反応をあらわしません。しかし、異常がおきている場合は、特別に強い反応があらわれます。反応が強ければ強いほど、身体の異常や機能の低下は大きいと予測できます。

痛みのない方向へ動かす

腰痛やネンザ・首痛などになると、だいたいの人が痛いところを押したり曲げたりします。

この方法は、痛みのあるところに直接働きかけるので、効果があるように錯覚しがちです。そのときは楽になることがあります。が、治療効果はあまりありません。後で、かえって痛みが増したり、症状が悪化することも現実にあります。

私は、腰痛やネンザ・首痛など……可動する部分の身体の痛みに対しては、常に

「息をはきながら、

痛みのない方向をさがして、

痛みのない方向に何度も静かにゆっくり動かす」

ように指導してきました。

はじめての人は、身体を単に動かすだけで、そんな簡単によくなるはずがないと思われますが、この方法で、その場で多くの人が痛みがなくなったり、軽減したりしています。

私が、「痛みのない方向へ動かす」という原理に、気がついたのは十年ほど前です。知人の青木友一氏が、当時、一ケ月に二、三回寝違いをおこしていました。それは非常にきついもので、前方だけしか見れず、痛くて首がまったく動かせない状態でした。

はじめは、自分で指圧して治していましたが、身体の反応点を押す方法でしたので、寝違いがきついほど反応が強くありました。

このときに、青木氏から痛みもなく治せないかという話がでて、偶然見つけたのが、この方法です。

不思議なもので、だいたいの人が痛い方向へ強く動かしたり、痛いところを押したら治ると信じています。が、痛くない方向へ動かすことによって、自然治癒力が活発に活躍して、痛みや症状がなくなったり軽減したりします。

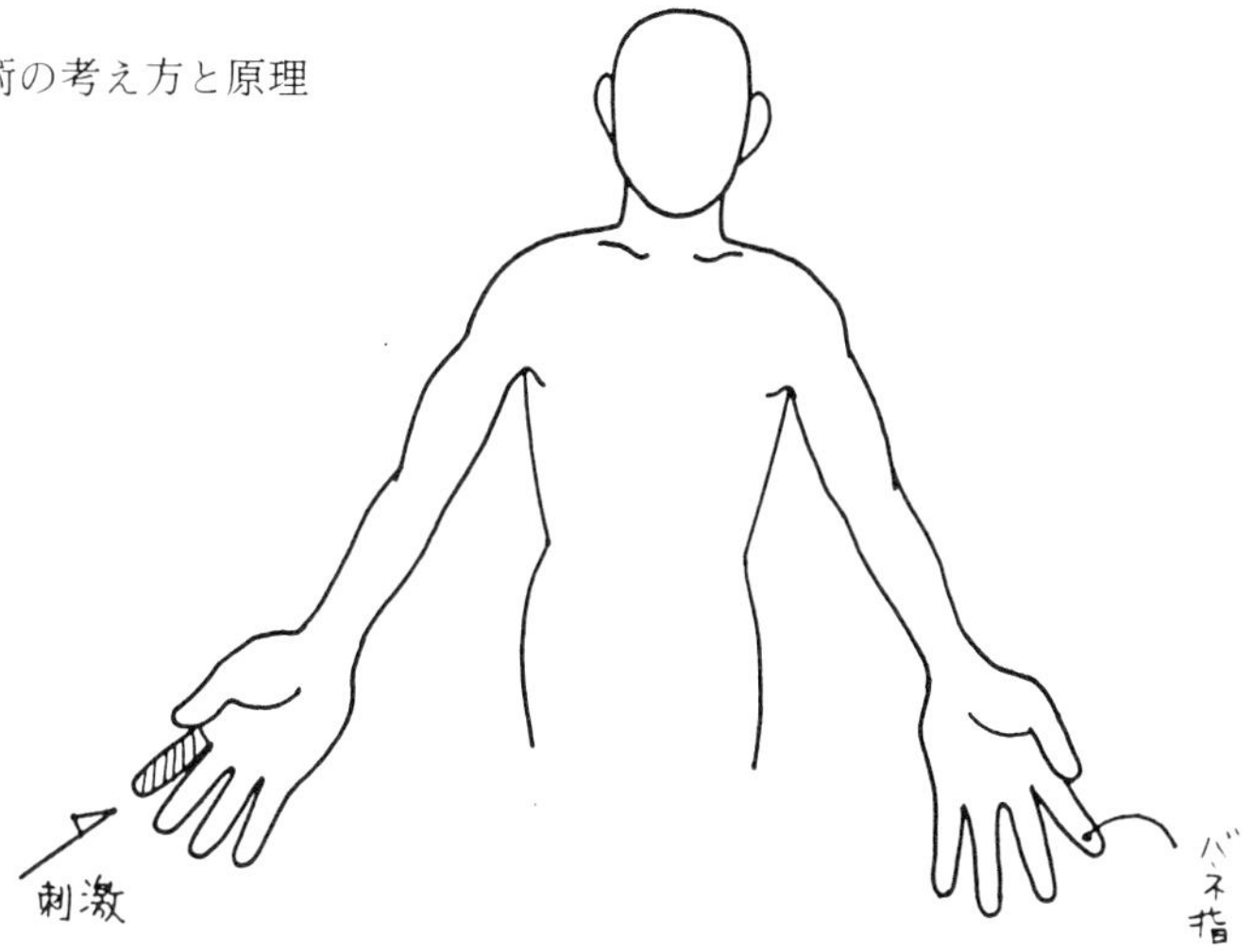

巨刺の原理

左が病めば右を刺激

十年前になりますが、ある大学の付属病院の教授が、今まで治療法がはっきりしなかった「バネ指」という、指が曲がらなくなったり、硬直してそってくる病気に対して針治療をしたところ、今まで動かなかった指が一分後に動き、一ケ月（週一から二回）で治ってしまったことが新聞で報道されました。

この方法は、巨刺（こし）といわれ、先に紹介した二千年も前の『黄帝内経霊枢』の官針（かんしん）篇に書かれているものです。

針を刺すのに九種類の仕方がありますが、その内の一つが巨刺といわれるもので、「左が病めば右を刺し、右が病めば左を刺す」というやりかたです。

病気で痛みのあるところに針をしないで、その対称となる部分に針を刺しますが、効果もあり即効性も期待されます。指で押したり、もんだりするだけでも、針と同じように効果があらわれます。

私は、これによくにた現象を、だいぶ前から「身体の調節機能の不思議さ」として、漠然と感じていました。

横向きに寝ると、普通考えている反対側に発汗作用がおこります。

例えば、右側を下にして寝ると、圧迫されていない左側に発汗作用がおきます。このことは、多くの人々が実際に体験しているはずですが、気づいていないようです。クーラーが活躍する生活が日常化している現代では、なかなか体験できなくなってきているのかもしれません。

この反応についての私の判断は、対称的にだけ身体が反応すると考えていましたが、いろいろと注意ぶかく観察するにつれて、もっと不思議な身体の反応を理解することができました。

このような体験から、私も巨刺の原理を十数年前から利用していますが、すぐに効果があらわれることも少なくありません。また、この方法は、もちろん指だけにかぎりません。身体を左右にわけて考えれば、かなり応用がききます。

手が病めば足を刺激

「左が病めば右を刺激」という方法を紹介しましたが、この他にも身体の反応には、まったく思いもよらない不思議なものがあります。手と足との相関関係がそれです。例えば、左手首をネンザしたと仮定しましょう。

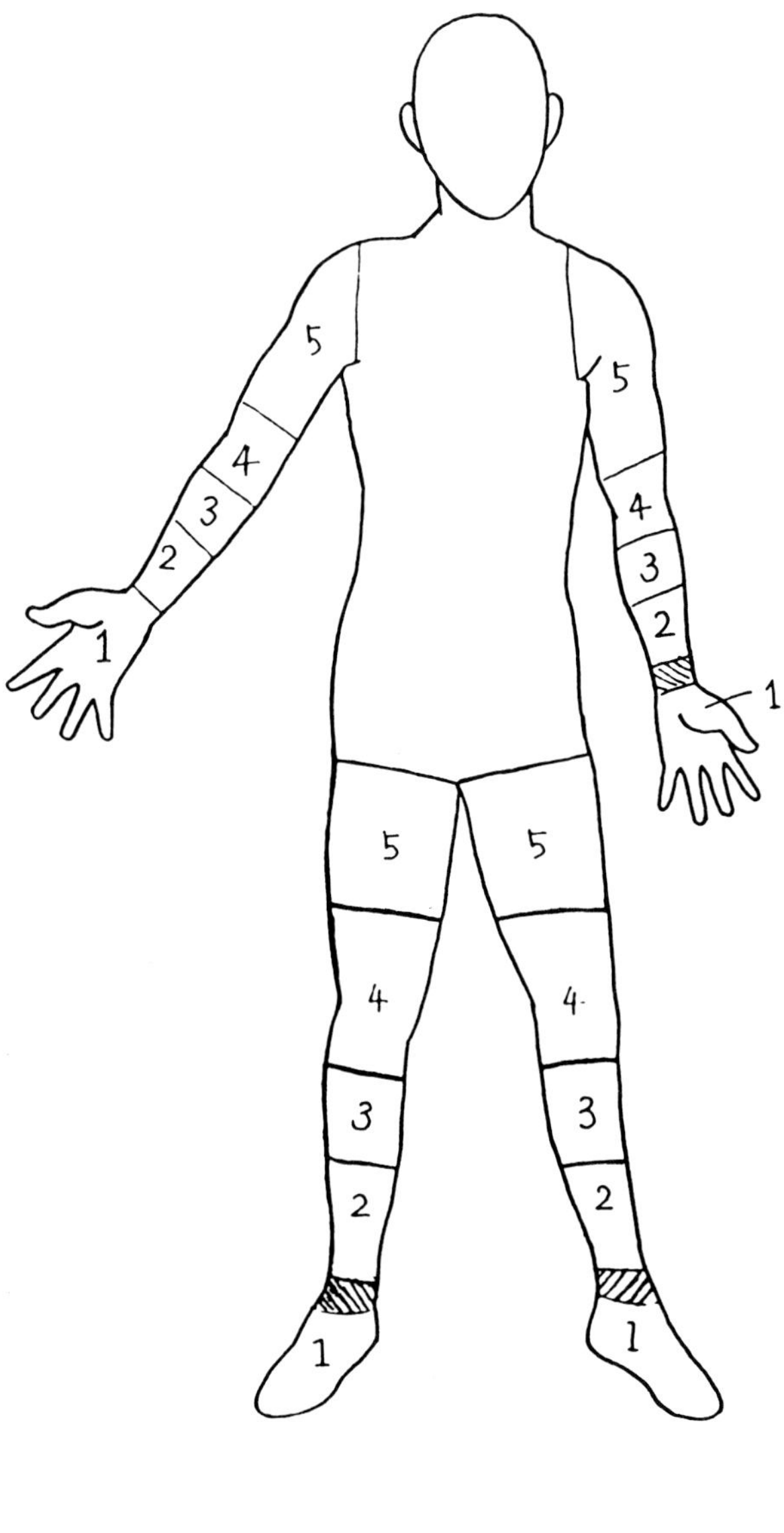

このときの身体の反応は、先に述べた巨刺の原理のように、対称の右手首にあらわれます。ところがまったく関係がないと思われている、右足首・左足首にも反応があらわれます。反応の強弱はありますが、多くの場合、やはり痛点としてあらわれます。これら三つの反応点を刺激するだけで、痛みもなくなり、ネンザそのものも早く治ります。

足の裏の反応点

十四経絡図を見ると、足には胃経・脾経・腎経・胆経・肝経・膀胱経の六本の経絡が走行していますし、多くのツボや反応部があります。

昔から「足は第二の脳」といわれ、「よく歩く人は長生きする」とか「もの忘れしない」というようにいわれてきました。

健康を保ち増進したい人は、⑨と⑩を中心に毎日三から五分間、竹踏みや手で按摩されることをすすめます。また、現在、身体の調子が悪い人は、反応点を毎日十分ていど竹踏みか按摩をしてください。お風呂に入ったときに、足のすみずみまで手で按摩をすれば、より一層の効果が期待できます。

しかし、竹踏みでは、足先に刺激がいきにくいので、できればマット式になったものが理想的です。

「足の裏の反応点」を参考にして、だいたいの位置を知って押さえ、痛みの強い部分（反応点）やこりを見つけて、その部分を中心に何度も丁寧に押すことが大切です。また、足の裏全体をほぐすようにするのがポイントです。

足の裏の反応点は、次のようになっています。

足と病気の反応点

①精神不安定、頭痛、もの忘れ、胃の疲れ、鼻炎、蓄膿症、大腸・肺・脳に関するもの
②ノイローゼ、自律神経失調症、食欲不振、蓄膿症、心臓病
③目まい、耳鳴り、こむらがえり、脳に関するもの
④関節リュウマチ、生理痛、痔、糖尿病、腎炎
⑤疲れ目、仮性近視、眼の障害に関するもの
⑥耳に関するもの
⑦肺・気管支に関するもの
⑧胃、十二指腸、すい臓に関するもの
⑨⑩食欲不振、関節リュウマチ、アレルギー性鼻炎、糖尿病、腎炎、更年期障害、息切れ、血圧、肝臓
⑪不眠症、生理不順、生殖器に関するもの
⑫心臓

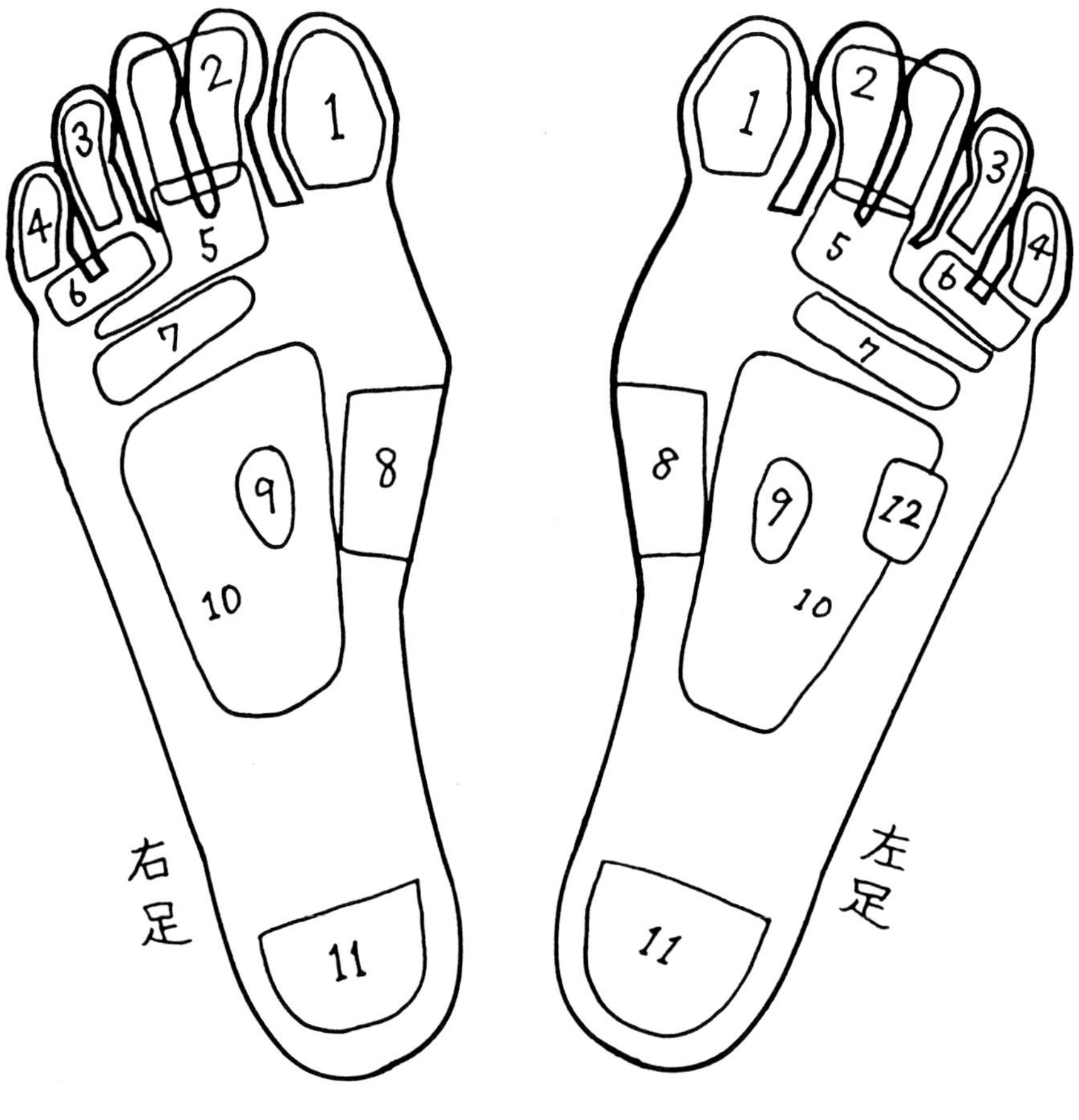

東洋医療体術の実習・基礎編

身・息・心の関連

心身一如の考えに立つ東洋医療体術は、身・息・心をきりはなせない密接な関係にあると考えています。

現在に伝えられているヨーガ・神仙術・武術・禅・密教などの修行法や茶道や花道の中心には、必ず呼吸法が含まれています。これは、息がセンターとなって、随意神経と不随神経の接点となっているからです。息は、あるていど自由にコントロールできます。この息を中間点として内臓や心に働きかけ、心身の緊張の解除や調整などが可能なのです。

病気になったり、喜怒哀楽のさまざまな感情の変化が激しくなると、すぐに息にあらわれます。逆に心が安定しているときは、息も安定するのはいうまでもありません。自分では、正しい姿勢や息をしていると思っていても、実際は、その人独特の身体のクセやリズムなどもあり、うまくできていないことが多いのです。息が浅いだけでも、いろいろな病気の引きがねになります。

息を長くはくことによって、肺の中にたまった空気がはき出され、身体の緊張もほぐれ、同時に心の緊張もほぐれてきます。できるだけ姿勢を正しくして、腹部で深く呼吸（腹式呼吸）することが、いっそう心と身体の調整を高めます。

西洋式の腹式呼吸とちがうところは、単に息を深くゆっくり呼吸するだけでなく、意識を常に集中して丹田（ヘソのところ）に置くことです。丹田は、人間の生命力を統制しているところです。丹田の力が抜けると、腰痛などもおきやすくなります。

意識を丹田に集中して呼吸法をおこなう（私は、この呼吸法を心息と呼んでいる）ことによって、次のような身体の機能が高められます。

心息の基本的な効果

①全身の血液の循環がよくなり、気の循環もスムーズになる。
②酸素を肺から末梢神経に運び、炭酸ガスを肺に運んで処分する。
③腸から吸収した栄養素を、全身に送る。
④内分泌腺から出るホルモンを全身に送る。
⑤組織中の不要物や余分な水分を、腎臓その他に運び排せつする。
⑥体温の調整。
⑦血液中の免疫体や白血球などによって、病原体や毒素を処理する。

このように、息の主だった働きをみると、息に無関心ではいられなくなります。

私は、息という漢字を「自」と「心」にわけて「自らの心」をあらわすもので、長く息をはくことは、長生きに通じると考えています。

いくら息を長くしようと思っても、自分では気づかない身体のクセや姿勢の悪さ、身体のこわばりなどがあり、心が不安定な状態のままで生活していたのでは不可能です。

『天台小止観』にも、「修行をして、悟りに入るを欲すれば、身をよく調えよ」と記しています。また、『摩訶止観』には、「常に心を足にとどめれば、よく一切の病を治す」と書かれています。

中国の諺に、「一般の人はノドで息をするが、悟った人は足の裏で息をする」というのもあります。

このように、東洋では古くから、身体を調えることによって心を調えるという方法が考えだされています。また、単なる呼吸法ではなく、意識を集中し心の作用を重視した呼吸法が伝えられてきました。

身体が調えば、息も調い、自然に心も調ってきます。正しい姿勢や動作・呼吸・意識の置き方などを、単に知識として知るだけでなく、少しでも実践していくことが大切です。

息を調える ―――― 姿勢を正し腹式呼吸

「身・息・心の関連」で書きましたように、息は身体と心を結ぶ重要な働きをしています。

普通に呼吸しているときは、肺中の三分の一ていどしか交換されないそうです。が、私は、このような普通の呼吸と区別するために、意識して呼吸することを心息と呼んでいます。

心息の基本的な効果は、先に述べましたので、ここでは体圧について書いておきます。

心息によって胸部で深く呼吸すると、横隔膜が押し下げられ、腹部を中心に下半身の体圧が増加します。この体圧が自律神経を刺激し、内臓の働きを活発にします。これは腹部にある太陽神経叢が体圧で刺激されるためです。

太陽神経叢は、自律神経が集まっているところで、ちょうどミゾオチの付近にあります。この場所は、昔から武術などで、中丹田と呼ばれているところです。

ここで神経系について、簡単に図示しておきます。

中枢神経は、人間の意識的な部分（例えば、記憶・思考・推理など）を支配し、心の働きをするところです。

しかし、身体には、心の働きに支配されない部分が多くあります。心臓の動きや血液の循環・胃や腸での消化作用、さらには、各内臓の働き・ホルモンの分泌・排泄などがあげられますが、これらは自律神経によって支配されています。

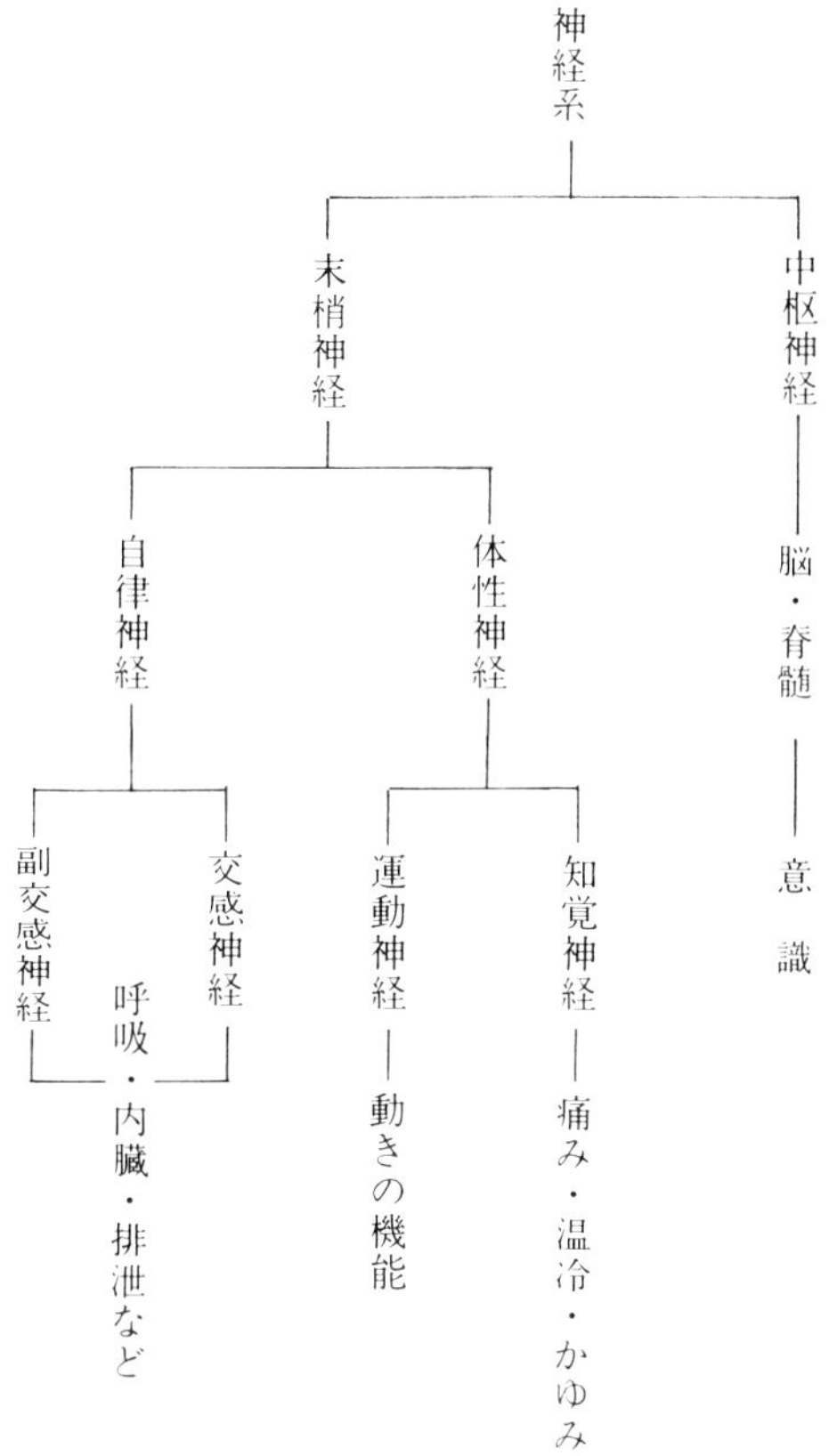

自律神経は、間脳・視床下部で統合され調節されていますが、交感神経と副交感神経があり、両者は内臓の諸器官のバランスをとるように働いています。

　では、体圧の話にもどりましょう。

動作をするときに、力を入れすぎたり、りきんだりすると顔が赤くなります。これは、息のために上半身の体圧が増すからです。このようなことが原因で、頭部に圧力が集中して、頭部のもろくなっている血管などを破裂させると考えられます。

　このように圧力が過剰にならないように、鼻と口が安全弁の役割をはたしています。私の子供が小さいときに、子供の動作と呼吸を観察したことがあります。

　古代中国の健康法ににているところと、鼻や口が安全弁となっているようすを一部だけですが箇条書きにしておきます。

○おきたとき、手で目の付近や顔を必ずといってよいほどこする。
○排便のとき、顔を赤くし身体を動かし、ウーンと鼻か口から息を出している。
○泣くときも笑うときも、同じように腹部に圧力が加わるように大声でおこなう。
　また、寝ているときは、腹式呼吸をし、お腹が上下している。
○発熱したときは、親指を内にして他の四指で包みこみ、力を入れて握る。また、
　息をはくのと同じように、ンーというような声をだしている。

このように、小さい子供は自然に体圧を低くしています。

また、私は念仏を理想的な身・息・心の方法だと考えています。

以前ある調査で、僧侶は牧師よりも長命の人が多いという結果がでていたのを憶え

ています。この理由は、僧侶が念仏を唱えるからだと考えられます。

念仏は、一節一節が長く、唱えるためには息が非常に長くならないといけないし、合掌し姿勢を正し、心に仏を念じるという、まさに身・息・心の関連が理想的な形で成り立っています。

参考に、日本の高僧の寿命を書いておきます（太田信隆氏「寿命」より）。

最澄　五十五歳
空海　六十一歳
法然　八十歳
道元　五十四歳
親鸞　九十歳
日蓮　六十歳
一遍　五十歳
一休　八十八歳
蓮如　八十五歳
良寛　七十一歳

右の十人の高僧の寿命の平均は、六十九、四歳となります。平安・鎌倉・室町の各時代の平均寿命ははっきりしませんが、つい近年までは、人生わずか五十年といわれていました。

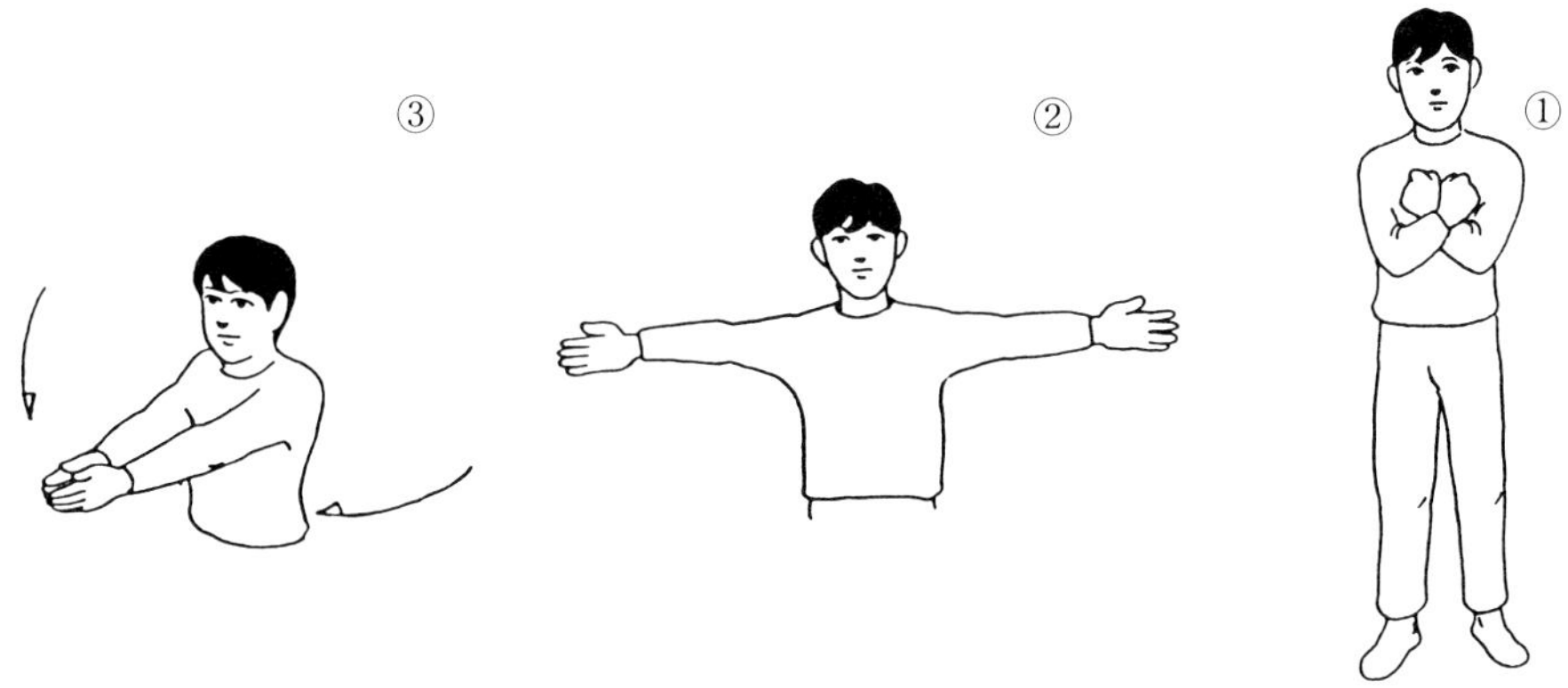

動の心息法

心息法

心息の姿勢は、寝た状態でも、坐ってでも、歩いてでもかまいません。はじめは、意識を丹田に集中しやすい静の姿勢から呼吸法をし、次に動に入るのが簡単です。練習中は、できるだけ心を落ち着けて丹田に意識を向けることが重要です。息は鼻からすい、鼻からはくのが原則です。動作をともなう場合は、口から息をはくようにします。すうときは深く長く、はくときは細く長くします。

A　静の心息法

①鼻より音をたてないで、静かに息をすいながら、心で一、二、三…と七秒ぐらい、長くすう。
②すい終わった後、もう一度すいこむ。
③息をとめて（三秒ほど）、心を丹田の部分に集める（無理をして長くとめたり、力を入れたりしない）。
④鼻か口から、長く静かに息をはいていく（心で数をかぞえる。約七秒）。
⑤はき終わったら、もう一度、腹をへこませながら息をはききる。
注―一日、約十分ていど練習をする。秒数にこだわらないで、苦しくない秒数からはじめ、自分に合った無理のない呼吸で、徐々に長くしていく。

B　動の心息法

①姿勢を正して立ち、息を七秒ほどすいながら、手を握って胸の前にもっていく。
②息をとめたまま、両腕を大きく横にひらき、次に指をバラバラにひらく。
③息をはきながら、身体の前で両手を強く合わせると同時に息をはききる。

姿勢を正す――背骨のゆがみは、万病のもと

姿勢を正す大切さを森信三氏（哲学者・九十一歳）は、

『わたしの今日あるは、まったく「腰骨を立てる」ということを、生涯かけて貫いてきたおかげだというましょう。（中略）「立腰道」とは、要するに朝おきてから夜寝るまで、いつも腰骨を立てて曲げない……ということです。これは、主体的な人間になるための「極秘伝」であるばかりか、健康法という面から考えても、根本第一義です』

とかたっておられます。

姿勢が悪いと、内臓が圧迫されて機能が低下することは、よく知られています。しかし、自分が姿勢の悪いことに、気づいていない人が多いようです。

数年前になりますが、腎臓病で数か月入院していたという、ある大学のA教授と食事をする機会がありました。

歩く姿や話しているときの姿勢を観察していると、背骨がまるくなり、姿勢がとても悪かったので、私は教授に遠慮がちに、

「姿勢を正さないと、病気はよくならないのでは…」

と、いいました。

「今まで、ずっとこのような姿勢で生きてきて、余り病気にならなかったので問題はないよ」

という答えがかえってきました。

いっしょに食事をしている間、脊髄と病気の関連を話しました。その後、気になっていましたが、A教授とお逢いする機会がないまま時間がたっていきました。

そうした、ある日、同じ大学の先生をしておられるS教授が、近くまできたのでと

私を訪ねてこられました。

　はなしの途中で、ふとA教授の姿勢のことを思い出し、S教授に尋ねて驚きました。「いつも姿勢の悪かったA教授が、急に胸を張って校内を歩きだしたので、みんながビックリした時期がありました。すっかり、元気になられたようです」という話でした。

　このような例からも、病気の原因の一つに、背骨のゆがみが大きく関係していることが推察できます。

　多くの病気は、背骨になんらかの反応があらわれます。これは、背骨にゆがみやずれがおきると、それぞれの部分からでている神経が圧迫されたり、刺激されたりして、内臓などへの働きかけが異常になるからです。

　背骨はS字形をしていて、上から頸椎（けいつい）七・胸椎十二・腰椎五・仙骨・尾骨から構成されています。また、それぞれの椎骨と椎骨を連ねる、椎間板（ついかんばん）というスプリングの役割をしている軟骨があり、脳に直接強いショックが伝わりにくくなっています。

　脊髄は、脳と身体の全身を結ぶ神経の根幹です。脊髄の両側から、頸神経八対・胸神経十二対・腰神経五対・仙骨神経五対・尾骨神経一対の計三十一対の神経がでています。脊髄の前から運動神経、後ろから知覚神経が上肢・胴体・下肢に細かく分布されています。

　背骨のずれた位置によって、身体のどこに関連するのかが、だいたい理解できるように「背骨と身体との関連」をしめしておきます。

A　目・耳・鼻・胸
B　心臓・ノド・両手
C　気管・肺・心臓
D　肝臓・肺
E　胃・横隔膜・副腎
F　腎臓・膀胱・子宮
G　胃・肝臓・生殖器・膝
H　両足・大腸・前立腺
I　膀胱・生殖器・肛門

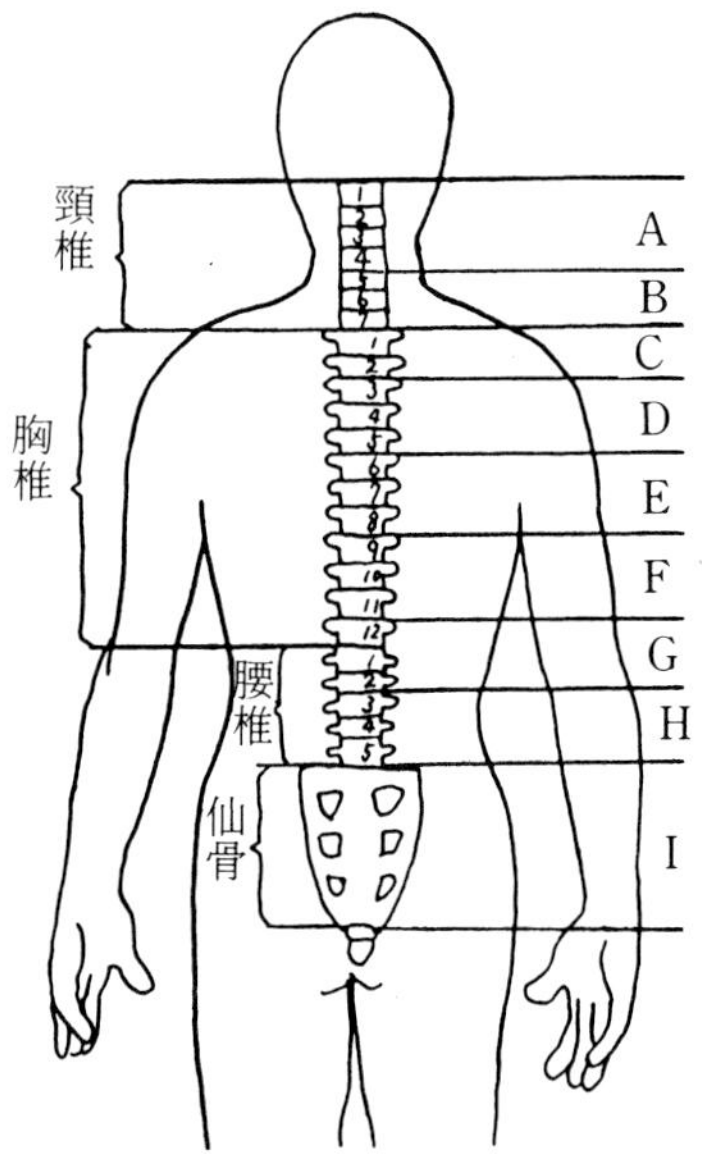

背骨の位置

Ⓐ頸椎７――頭を前へ倒して飛び出る骨
Ⓑ胸椎１――両肩甲骨を結んだところ
Ⓒ腰椎３――腰の細くなったところ

自分でできる背骨矯正法

背骨を正しく細かく矯正（きょうせい）するのには、ある程度の知識と技術が必要です。しかし、私たちは専門家ではありませんので、背骨の全体的な矯正が自分でできれば充分です。

背骨矯正法の注意とポイント

①無理に力を入れないで、息をはきながら、ゆっくり静かにおこなう。
②自分の身体の動く範囲を基準にして、無理のない程度に動かす。

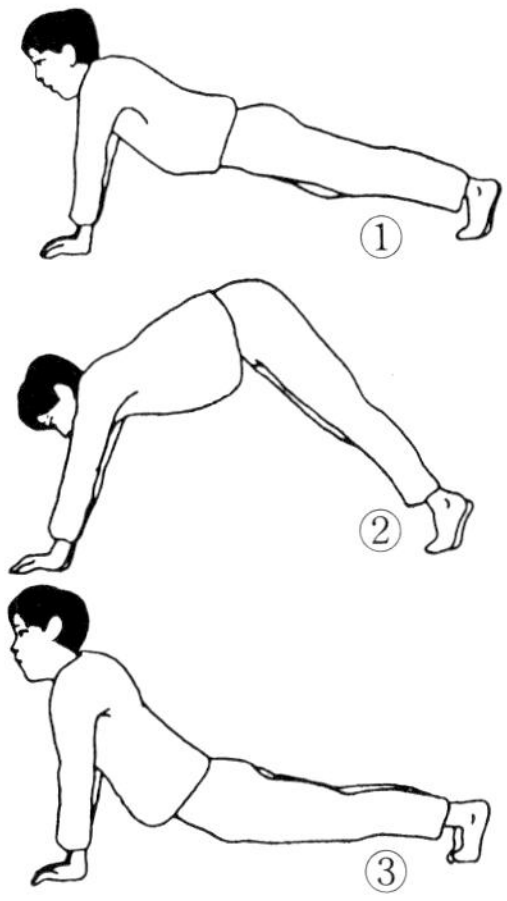

ヨーガ的背骨矯正法

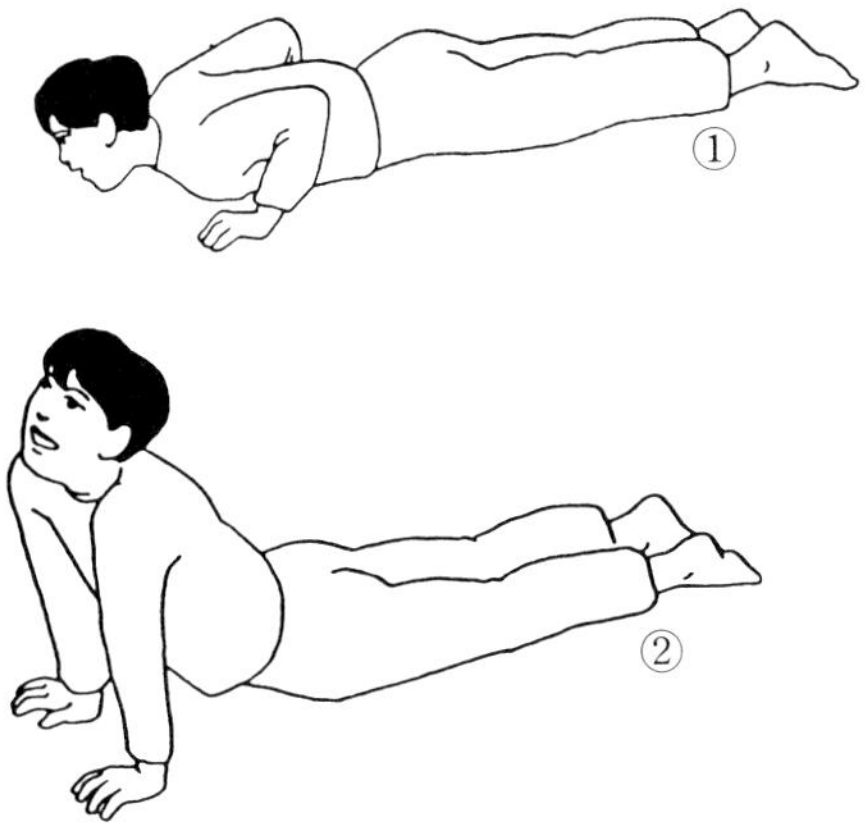

ヨーガの背骨矯正法

③動作中にゴキというような音が鳴る場合があります。①②を守って動かしていれば、別に問題はありませんので、安心して動作を続けてかまいません。

④武術などをしている人で、矯正をしているときにゴキとかボキという音がしないと効果がないと思って力まかせに、曲げたり押したりする人がいますが、これは逆効果です。矯正音があってもなくても、効果はかわりません。それよりも、何度も丁寧にすれば、自然に矯正されていきます。

A　ヨーガ的背骨矯正法

この方法は、ヨーガのコブラの体位に近いもので、ヨーガ的矯正法と呼んでいます。

①両手で身体を支え、足を少し伸ばした状態で床につける。

②静かにゆっくりした動作で、①の状態から息を充分にすいこみながら、腰をあげていく。

③息を静かにはきながら、身体の中心が腰部分に集まるように、静かにおろしていく。

この動作を五、六回、くり返しおこなう。

B　ヨーガの背骨矯正法

コブラの体位と呼ばれるもので、Aのヨーガ的背骨矯正法と注意や呼吸法は同じです。これは、インドのコブラの姿をまねたものです。

①床にうつぶせに寝て、手は肩のあたりに置き、両足は充分に伸ばす。

②腕を立てながら、ゆっくり息をすいこみ、胸をしっかり張って、頭を後ろの方にそっていく。自分でできる範囲まで、しっかり上半身がそれたら、そのままの姿勢で数秒とまる。

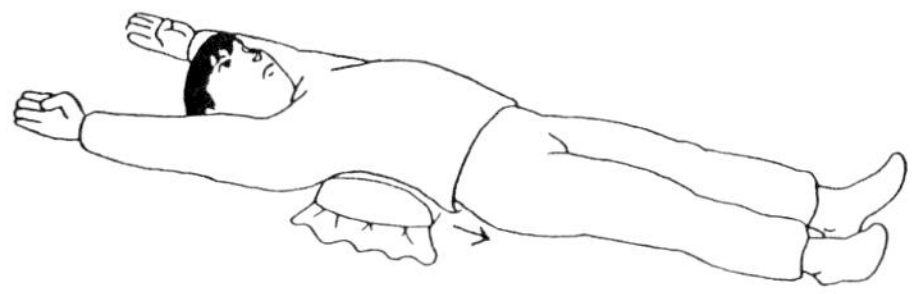

マクラを使う背骨矯正法

③息を静かにはきながら、ゆっくりと上半身をもどしていく。

この動作（①から③）を五、六回程度、くり返しおこなう。

C　マクラを使う背骨矯正法

家庭にあるマクラやクッション・大判の雑誌を丸めたものなどを利用して、簡単に背骨の矯正ができます。硬さや高さなどは、自分の身体に合うものを選んで使うのがポイントとなります。

①マクラを肩より少し下に置いて、両手を伸ばしたまま、息をはきながら全身の力を抜き、身体の重心がマクラに集中するように寝る。

②動作が一回終わったら、身体を少しおこしながら息をすい、再び息を静かにはきながら、身体を倒していく。マクラを動かさないで、三、四回する。

③身体をおこして、マクラをほんの少しだけ下げ、前と同じ要領でおこなう。

回数は、身体の反応をみながら、適当に続ければよい。必ず肩から腰の方へマクラを下げる。

D　家族でできる背骨矯正法

家族で簡単にできる、背骨矯正法を紹介しましょう。

背中にある膀胱経は、背骨の両側二から三センチぐらいのところにあります。この経絡は、万病に効くといわれていますが、特に高血圧・生理不順・腰痛・肩こり・過労・小児麻痺・ヒステリー・情緒障害などの病気に効果をあらわします。

両方の膀胱経を四、五回ほど、親指で少し強めに肩から足の方向へ押さえていきます。足までいったら、また丁寧に肩からはじめて足まで、何度か指圧していきます。

この後、両手を広げて相手の背中にあてて、静かに押して矯正をします。

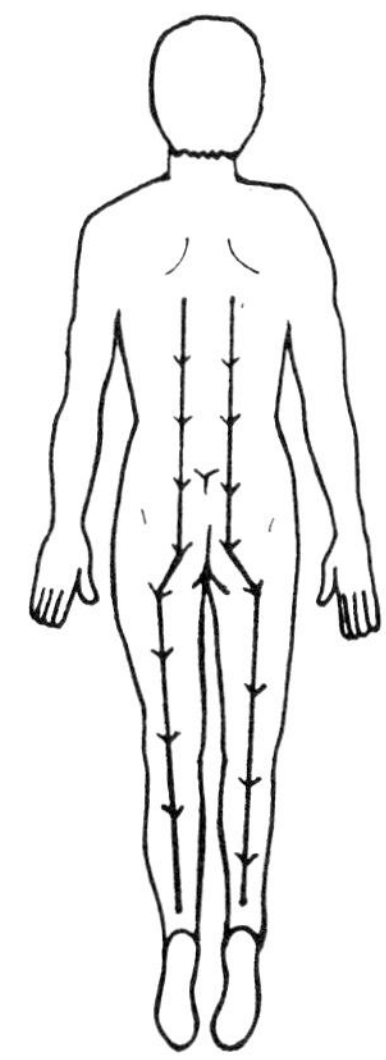

背中の膀胱経

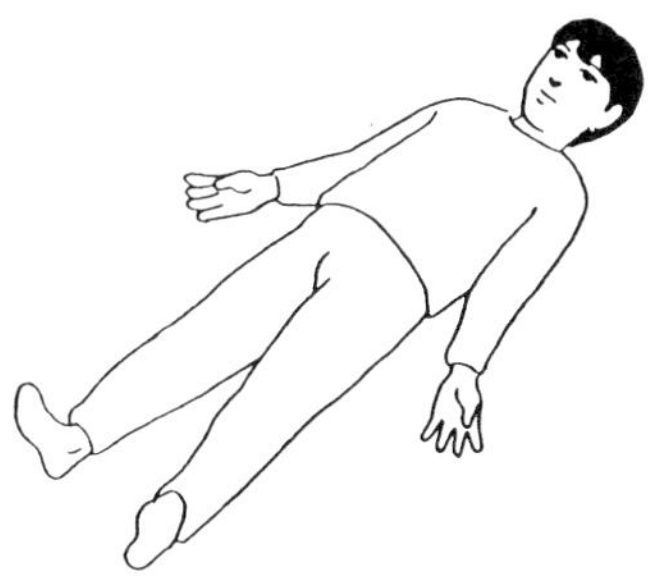

自然のポーズ

子供に背中に乗って歩いてもらっても、同じような効果があります。ついでに、足の裏も踏んでもらっておけば理想的です。

気をつけることは、先の「背骨矯正法の注意とポイント」と、ほぼ同じですが、指圧してもらう人は、押されたときや子供が乗って体重がかかったときに、りきまないでタイミングを合わせて、息をはき力を充分に抜くことが大切です。また、気の流れる方向へ指圧していくことがポイントとなります。

背骨矯正法の後には「自然のポーズ」

背骨の矯正法には、いろいろなものが考えられます。試してみて、自分に合ったものを選んで一か月に二、三回すれば、身体の調子がちがってきます。矯正をした後、すぐに動かないで五分程度、「自然のポーズ」をして心身をリラックスすれば、より一層効果がわかり身体との対話にも役立ちます。

「自然のポーズ」は、見れば簡単なようですが、実は一番難しい体位です。楽な姿勢ですので、心身がリラックスしていると思いがちですが、逆に緊張しているのがよくわかります。このようなことを念頭において、身体との対話をしながら、心身の両面からリラックスさせていくのが、「自然のポーズ」の目的といえます。

心を調える――――プラスの思考

心の状態や背骨のゆがみは、内臓などに大きな影響をあたえ、病気のひきがねになります。心の動きは、身体を通してあらわれますが、この心を調えるためにはプラスの思考が原点になります。

目の方向

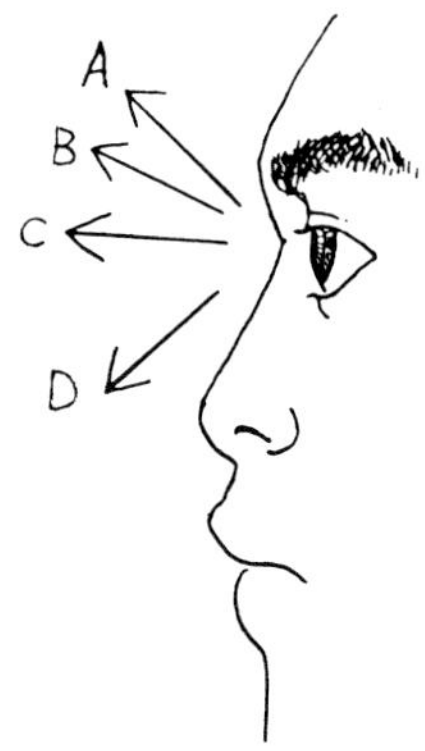

目の方向

目の見る高さによって、心の状態が変化する実験をしてみましょう。

図のように、A〜Dまでの斜め下・正面・正面より少し上・斜め上の四種類の方向に、姿勢を正して見る高さを静かにかえてみましょう。目の高さによって、どのような心の変化があらわれましたか。

私は、やる気や希望がある人の姿勢と目の方向は、プラスの思考につながるBとCが理想的だと考えています。

東洋医療体術では、目の高さのちがいによって、次のような心があらわれると考えています。

A　とりとめのない感じ

B　希望に燃え、やる気がある

C　決断を持って、つき進む

D　狭い暗い感じ

このように、目の方向をBかCにすれば、やる気や希望がわいてきます。やる気をなくしたりスランプにおちいったりしたときも、目の方向に注意すれば道は開けます。

無意識に働きかける

深層心理学では、意識の世界を大きく意識と無意識にわけています。現れている意識と隠れている無意識とは、よく氷山にたとえられます。

水面に見える意識は非常に小さく、水面下にある大部分は無意識に属すると考えられています。無意識は、私たちの生き方や性格・日常の行動などに大きな影響力を持っていますが、無意識の重要性について、あまり気づいていないようです。よいイメージを意識を通して無意識に働きかけ、無意識に定着させていこうとするのが、私の

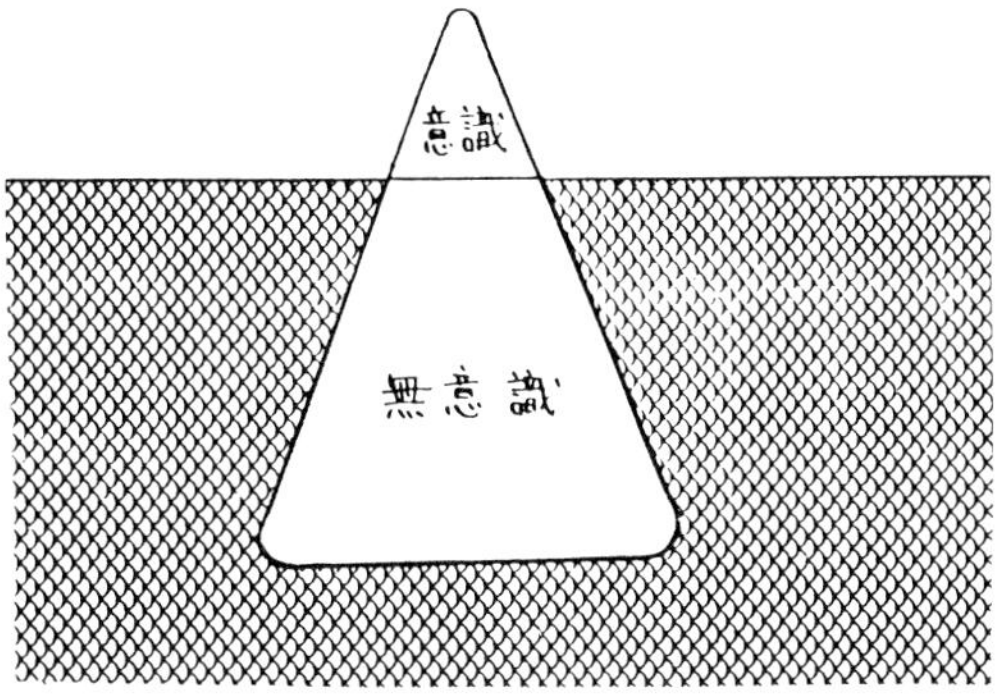

いうプラスの思考です。

　この方法には、何種類かがありますが、ここでは簡単な一つの方法を紹介しておきます。

　念仏のように、自分にとってプラスの言葉を何度もなんども声を出していい、その言葉に意識を集中し、プラスの思考を増幅する。

　自分にとってプラスの言葉というのは、単なる思いつきの言葉ではなく、心から要求するものを言葉にしていくことがポイントとなります。

　例えば、家が欲しい人がいたとしましょう。

　この人が、単に家が欲しいと思っているだけでは実現は不可能です。現実に家が手に入った状態を心に浮かべながら、その家の具体的な間取りなどもイメージ化したり、図に描いてみたりしながら、念仏のように何度もくり返し「家が欲しい」と唱え行動することによって、実現していくのがプラスの思考の基本です。

　このプラスの思考は、けがや病気のときにも大いに役立ちます。

　簡単な例としては、子供がころんで足をすりむいたりしたとき、信頼関係ができている母親などが、

「痛いの痛いの飛んでいけ」

と、いいながら足を軽くこすったりするだけで、痛みがなくなってしまう場面を誰もが体験したり、見かけたりしていると思います。

　これは、親の不安のないプラスの思考や行動が、子供の心身に強く働きかけ、子供のマイナスの思考をプラスに転換してしまうので痛みがなくなると考えられています。

　胃カイヨウの人が、「胃カイヨウは治った」と観念することによって、「不安を持ち、胃カイヨウは悪くなっているのでは」と悩み続けているときよりも、自然治癒力は活

発に活動します。心だけの働きでも、大きな影響力が身体にあらわれます。

このときでも、単なる言葉として終わらないために、消極的な言葉ではなく、積極的な言葉を何度もくり返すことが重要です。

このようなことは、「信じるものは救われる」という言葉に代表されるように、宗教的な信仰にも通じるものです。

心を調えるためには、姿勢・呼吸・意識の三つが一体となったプラスの思考と動作が必要です。

東洋医療体術の実習・応用編

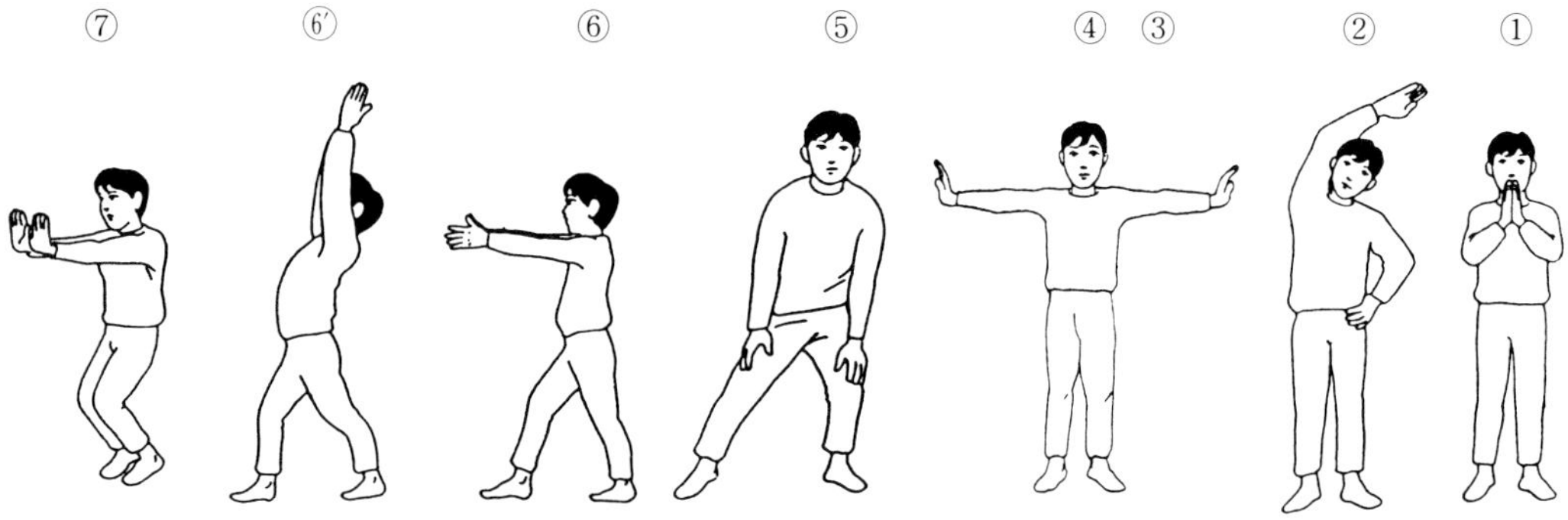

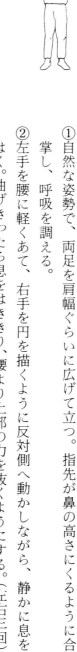

簡易経絡体操（立式）

簡易経絡体操（立式）――身・息・心一如の経絡体操Ⅰ

簡易経絡体操は、八つの動作からできていて、東洋医療体術独特のものです。すべての動作はゆっくりと無理をしないのが原則です。少ない回数からはじめ、自分の身体と対話しながら自然に増やしていきます。

経絡体操は、太極拳などと同じように徐々に動き、一つの動作の終了時に息を静かにはききります。この体操の目的は、身体全体の機能を高めることです。

①自然な姿勢で、両足を肩幅ぐらいに広げて立つ。指先が鼻の高さにくるように合掌し、呼吸を調える。

②左手を腰に軽くあて、右手を円を描くように反対側へ動かしながら、静かに息をはく。曲げきったら息をはききり、腰より上部の力を抜くようにする。（左右三回）

③自然な姿勢から、両手を水平に充分に伸ばし、両手の手首を息をはきながら下側へできるだけ曲げ、曲げきったら息をはききる。次に息をすいながら、手首を水平にもどし、再び手首を下側にゆっくりと曲げながら息をはく。（三回程度）

④手首を③とは逆に、上側にそらすように曲げる。（三回程度）

⑤両足を大きく広げ、両手を両膝に置いたまま、上体を左へ曲げながら息をはき、曲げきったら息をはききる。（左右二～三回）

⑥合掌をして自然な姿勢で立ち、右足を少し前に、左足を後ろに伸ばして立つ。前後の足は、できるだけ一直線上に並ぶように注意する。かかとが上がらないように注意し、合掌した手を前方にゆっくり伸ばしながら、息をはいていく。合掌した手を後方にゆっくり伸ばし、前足に重心がかかるようにして、後ろ足はできるだけ伸ばす。息をはききったら、もとの合掌した姿勢にもどる。次は反対に左足を少し前にだし、右足を後ろへ伸ばして、先と同じ要領でする。（三回）

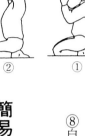

簡易経絡体操（座式）

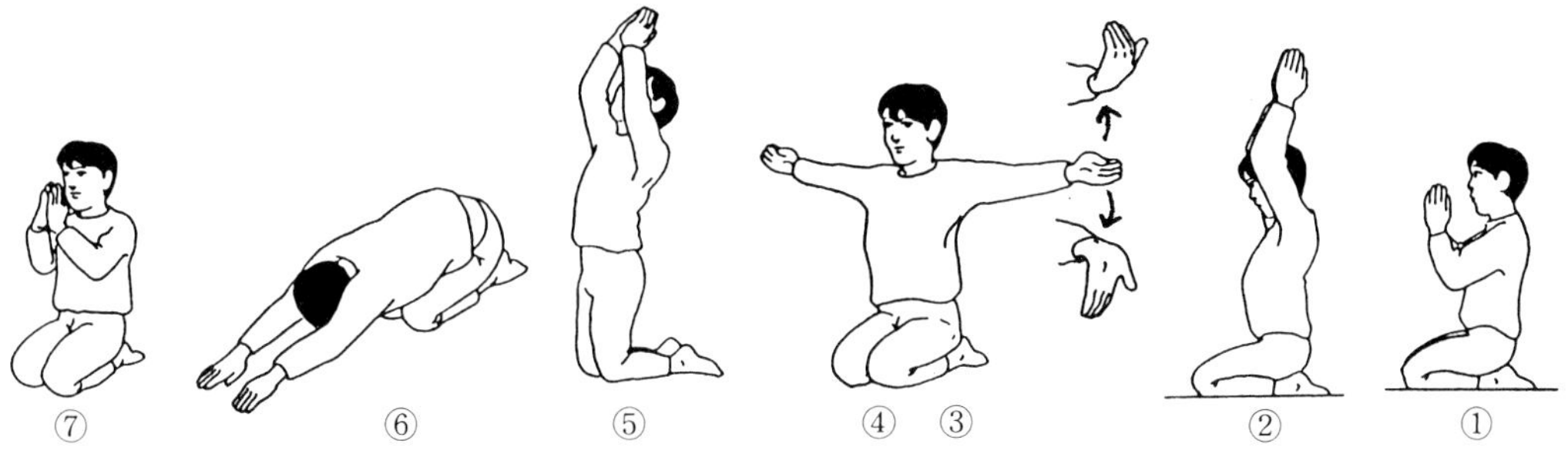

⑦自然に立った状態から、かかとを合わせ、両手を前方に伸ばして手首をそり、息をはきながらしゃがんでいく。（三回程度）
⑧自然のポーズで、意識を丹田に集め、静かに腹式呼吸をする。（三〜五分程度）

簡易経絡体操（座式）――身・息・心一如の経絡体操II

①正座をして、指先が鼻の高さになるように合掌し、息を調える。（一分程度）
②合掌した手を、上にまっすぐ上げながら、息をはく。
③上げきったら、大きく両手を広げながら、息をはきながら水平まで動かす。
④手首を上へ向けて曲げ、次に下へ曲げる。（三回程）
⑤合掌の姿勢にもどり、腰を浮かして合掌した手と上半身を、息をはきながら後方へ静かに曲げる。
⑥次は反対に、上半身を前方へ息をはきながら曲げる。両手が床についたら、息をはききる。息をすいながら顔を後ろにそらし、また、息をはきながら、顔を下げていく。（⑤⑥を順番に三回程度くり返す）
⑦正座をして、もとの合掌の姿勢にもどる。
⑧自然のポーズ（三分程度）

スワイソウ体操

スワイソウとは、中国語で「甩手」と書き、中国に昔からある導引法の一種です。

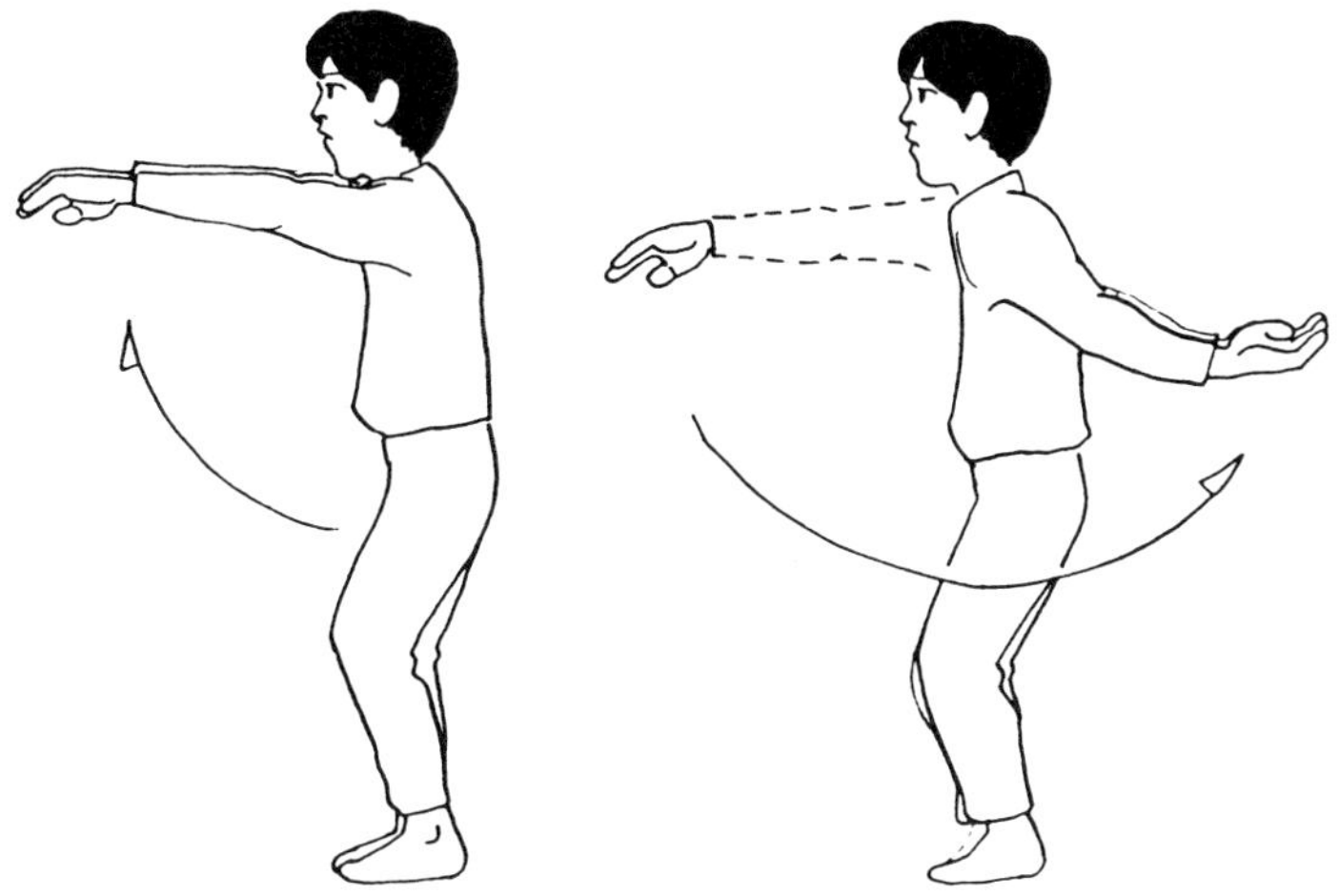

前後スワイソウ

スワイには、「〔動〕ふりまわす、(目標物にものを)投げる〔動〕手を強くふる(水を切るとき)〔動〕(尾・尻・手などを)ふる、ふりきる。はらいのける」(倉石武四郎著『岩波中国語辞典』より)というような意味があります。

スワイソウ体操というのは、手を強くふるもので、方法としては簡単なものです。が、健康増進や病気の治療には効果があります。

現代人の中には、複雑で難しいことに効果があり、簡単な方法は信用できないと考えている人々が多いようです。

このような人は、私が講演などでスワイソウ体操の前後ふりや横ふりを紹介すると、「ただ手をふるだけなのか…」という感じで聞いています。しかし、この「ただ手をふるだけ」という簡単な動作を、毎日続けることによって、肺や大腸・心臓・小腸・心包・三焦などの活動を高めると同時に、胃や脾臓・膀胱・胆嚢《のう》・肝臓の機能も高められます。

台湾や中国では、スワイソウ体操によって腎臓病や肝臓病・高血圧・低血圧・背骨のゆがみ・肩こりなどが解消できると、多くの人々が試みています。

スワイソウ体操の注意とポイント

①足を肩幅に平行に並べ、動作中に足が動かないようにする。
②膝を少し曲げ、足全体をゆるめた感じにし、背骨を伸ばす。
③ただ手をふるだけでなく、意識を丹田に集める。
④悪い気をはきだす気持ちで、息をはく。
⑤回数や強さは、五十から百回程度を基準にし、ゆっくりからはじめ、少し強め、また、ゆっくりというように続け、自分の身体と対話しながら回数を増減する。

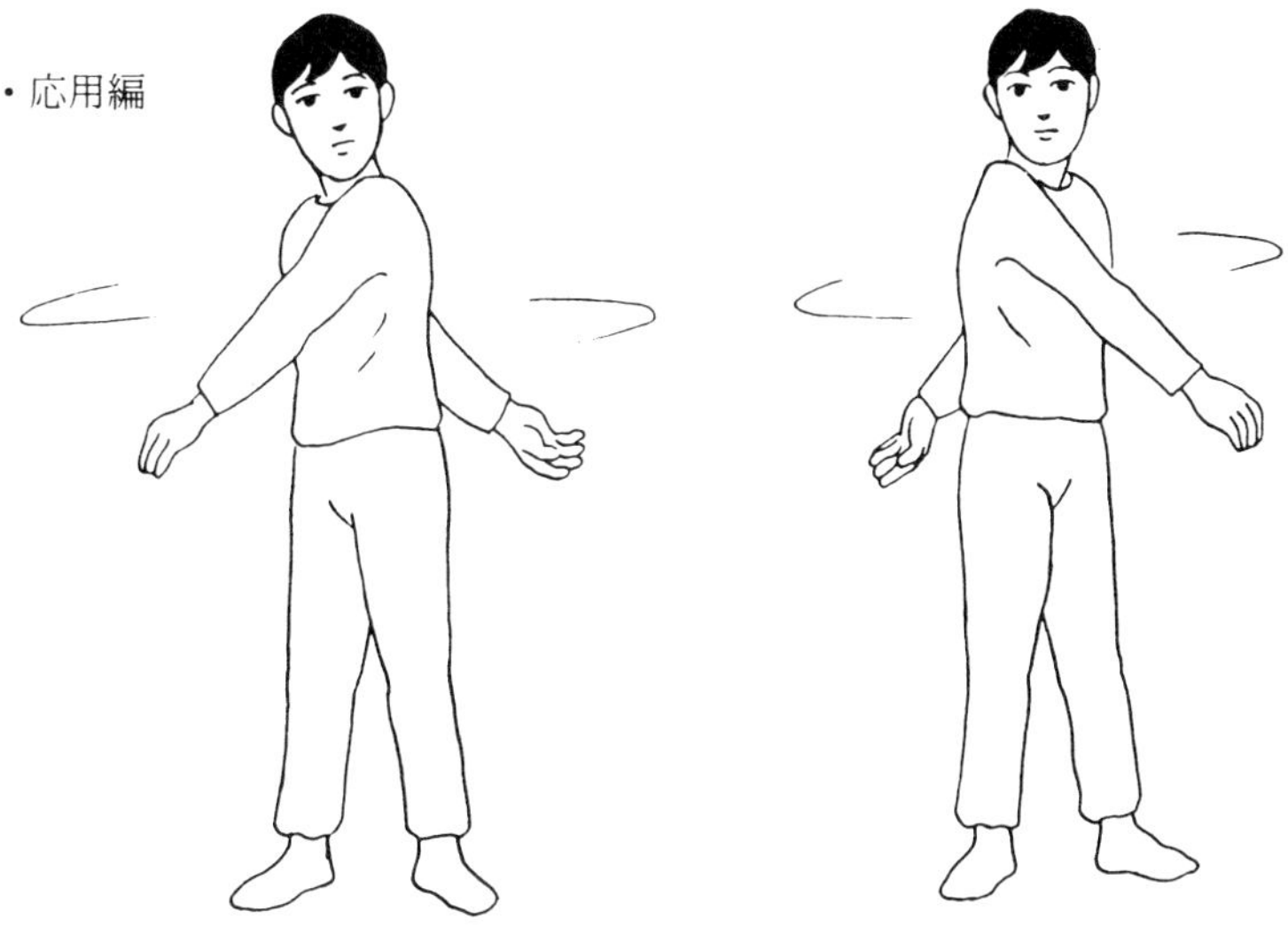

横ふりスワイソウ

前後のスワイソウ

①足を肩幅ぐらいに開き、足の親指に力を入れ、両手をだらりとさげた自然体で立つ。
②膝を少し曲げ、重心を足に落とすようにして、意識を丹田に集める。
③両手を肩の高さまで上げ、前方から後方に強めにふりながら、後方で息をはく。
④息をすいながら、両手をもとの高さまでもどし、後方へふる。
はじめは、無理のないように五十回ぐらいからおこない、順次ふやしていく。

横ふりスワイソウ

前後スワイソウの①②までと姿勢は同じ。

腰を中心に左右にひねり、それによって両手がふられるような感じで、横ふりをする。息をはきながら両手をふり、途中まで息をすいながら、反対方向に両手をもっていく。別の方法で、右へふったとき息をはき、左へふるとき息をすうというのもあります。

はじめは、三十回程度からおこない、無理のないように増減していく。

すぐに役立つ東洋医療体術

各項目の下の数字は、本文の中で参考になる頁数をあらわしています。

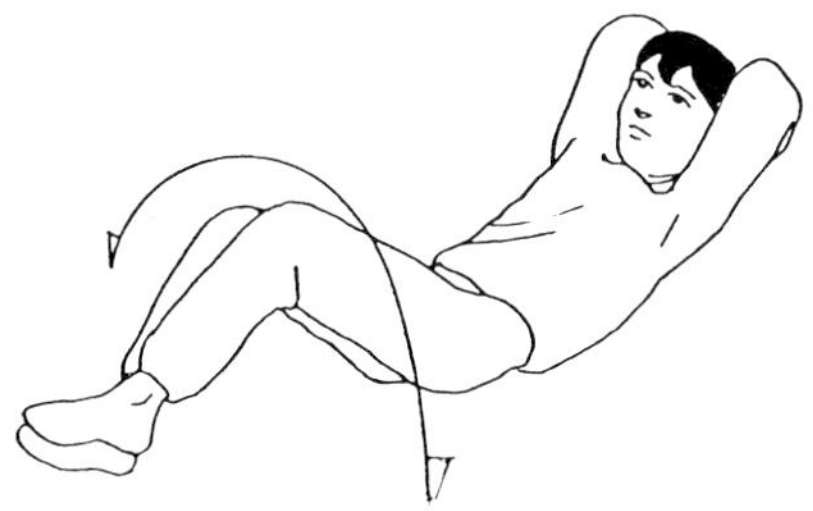

痛みのない方向へ静かに倒す

三十年来の腰痛から解放される ——— 痛みのない方向へ動かす 70

山本　良　六十一歳　農業

私の腰痛は、昭和三十二年頃からはじまりました。痛みをこらえて、仕事をしていましたが、痛みがひどいときには、そのつど「脊髄注射」をしておさえていました。脊髄注射も、四回目からできなくなり、整形外科医の指示で昭和四十六年から五十三年までの八年近く、けん引と痛みどめの薬を服用し続けていましたが、全然快方に向かうことなく苦しんできました。

縁があって、川瀬先生のお話しを聞き、体操の指導を実際に受けることができました。そのときをさかいにして、痛みも軽くなり、約一ケ月で調子がよくなりました。労働の疲れも軽くすみますので、その後も、毎日続けて体操をおこなっています。

指導いただいた体操は手軽にでき、まったく無理がありませんので誰にでもできます。東洋医療体術を多くの方々に教えて、苦しみから救ってあげてください。

骨盤にヒビ、背骨にズレ ——— 膀胱経を押す 30 64

楠田繁男氏（五十四歳）は、長男の結婚式の三日前に荷物を持ったとたんに、ひどいギックリ腰をおこしました。

医者の診断では、骨盤にヒビが入り背骨にズレがおきているので、入院して手術するようにいわれましたが、どうしても結婚式に出ないといけないので、そのまま家に帰り安静にして寝ていました。

次の日、このような状態ですが、何とか結婚式に出たいので、という連絡が私にありました。

長男が、東洋医療体術の理解者の一人でしたので、電話で詳しくようすを聞くと、

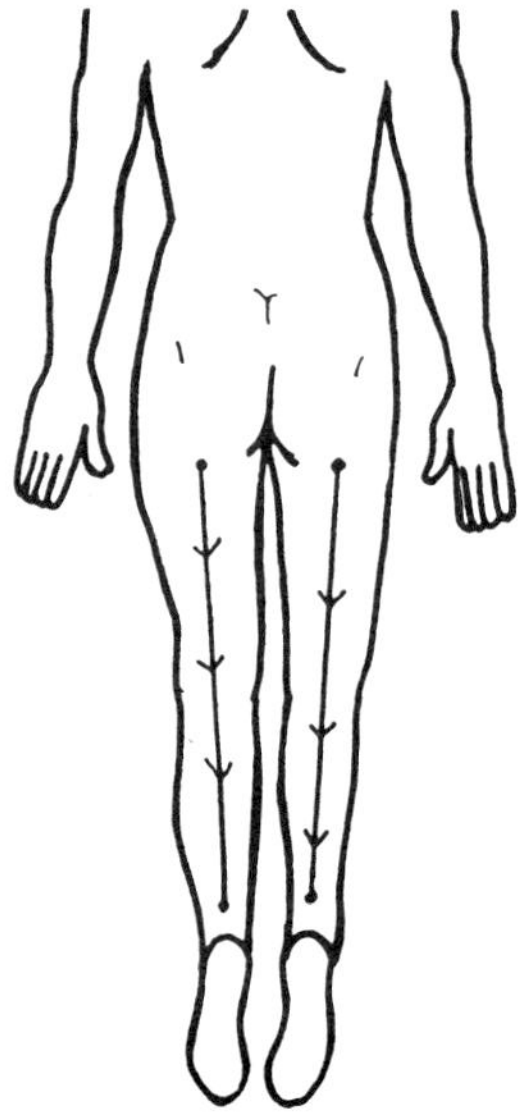

足の膀胱経

「足のつけ根が少し痺れ、足先へいくほどまったく感覚がない」とのことでした。

足の膀胱経を丁寧に二十分ぐらい押すようにいいましたが、指圧後すぐに、ゆっくりですが歩けるようになり、結婚式にも出席されました。

このような重症の場合は、一応よくなっても続けてきちんと治しておかないと、年数がたってから神経痛などで苦しむことがありますので、充分に注意が必要です。

十三年来の親指の痛みがなくなる —— 左が病めば右を刺激 49

宇野　明美　四十五歳　主婦

十三年前に、料理を作っていて包丁で親指の腱を傷つけてしまいました。その後、親指が動きにくく神経痛みたいな感じがあり、急に痛みが走ったりして困っていましたので、医者や針灸などにかかり、いろいろな方法を試みましたが、あまり変化はありませんでした。

たまたま川瀬先生のお話しを聞く機会があり、

「左親指が……」

と、お話ししますと、いとも簡単に、

「右親指を押してください」

といわれました。

「先生、私は右ではなく、左親指が……」

といいますと、

「だから、右親指を押してください」

と、もう一度いわれましたので、おかしなことをいわれる「私は左親指が動かないのに」と思いながら、しぶしぶ主人に右親指を押してもらいました。十五分ぐらいして

から、

「左親指を動かしてください」

と、いわれましたので「こんなんで治るはずがない」と思いながら、左親指を動かしてみました。不思議なことに痛みもなく、自由に指が動き驚きました。

その後、巨刺についてお話しを聞き、東洋医療体術のすばらしさに感心いたしました。できるだけ、多くの方々に教えていただきたいと願っています。

脱腸の手術をしないで治る――スワイソウ体操 71

中西　晶代　五十九歳　主婦

脱腸と胃下垂などで痛みがひどく、四年前に医者にかかりました。最初は薬で痛みをおさえていましたが、しばらくすると一層ひどくなり、医者は手術をすすめました。手術が不安でもあり、何とか手術をしないですむ方法がないかとさがしていました。そのとき、川瀬先生の指導を仰ぐことができました。

その方法は、手を前後にふるだけのもので、こんなことで治るのかと思うほど非常に簡単なものです。しかし、数週間でよくなりました。

「よくなってからも、体操をとうぶんの間するように」と、先生からいわれていましたが、よくなったのだから体操を少しぐらいさぼっても……と思いなまけていましたら、痛みが出てきました。教えてもらったとおり続けておけばよかったと反省し、再びスワイソウ体操をし治してしまいました。

最近は、健康マットを踏むと特に調子がよく、自然食なども試みたりして元気に暮らしております。

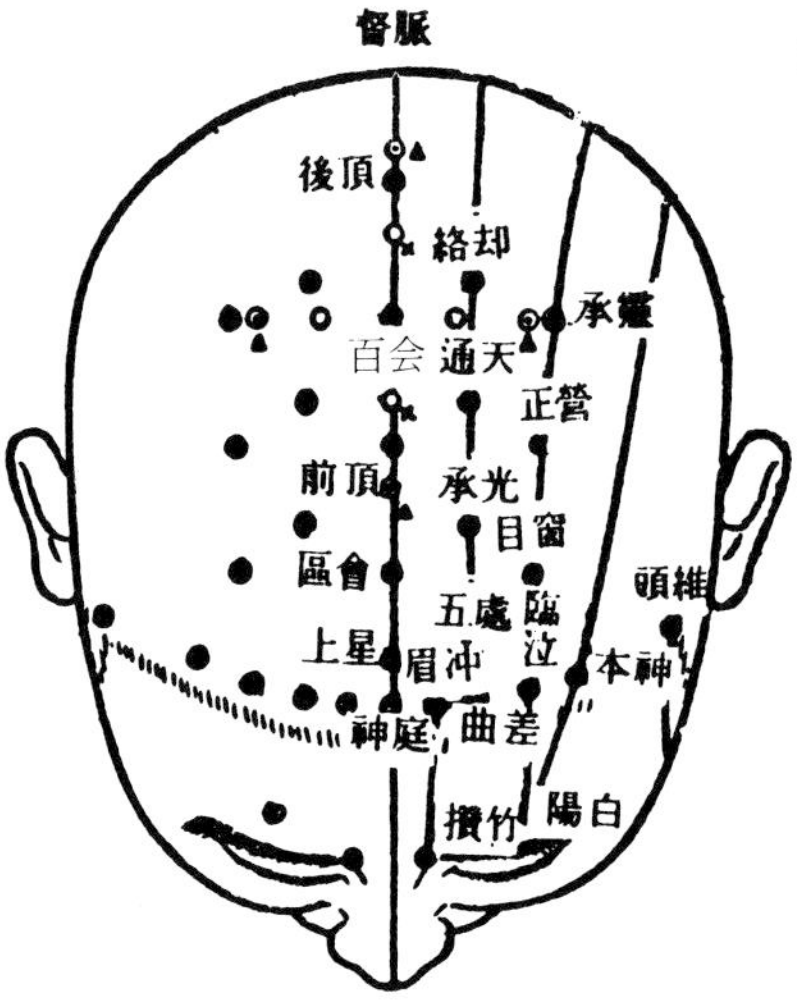

百会のツボ

痔 ——百会のツボを押す　34 73

痔の人も多いようですが、頭のちょうど上にある百会というツボを、何度か押すだけで驚くほどの効果があります。

痔の人は体調をととのえるために、前後スワイソウを十分ほど毎日し、百会のツボ押しを十回ほどすれば、軽度の痔は、それだけで解消されます。

「尿管結石」不思議と治る ——足の裏の刺激と屈伸　51 70

小山　定子　二十七歳　公務員

いったい何が原因で、この病気になったのか、何がよくて治ったのか、いまだに不思議でなりません。

しかし、痛みのために、のたうち回って苦しんだのは確かですので、やっぱり病気だったんだと・・・。

母乳をとめたくない一心で、薬も飲まず病院へもギリギリまでいきませんでした。入院してしばらくの間、点滴・薬でようすをみても石が落ちないので、医者から、次のようにいわれました。

「膀胱鏡（?）でかき出してみる。それがだめなら手術」

川瀬先生に体操と指圧を教えていただいた次の日、不思議なことに石が落ちました。再入院し、安静にしないで動き回りましたので、石が動いたのかもしれないし、点滴や薬の効果もあったでしょう。けれども簡単な体操と指圧なのに、目に見えない大きな力があるんだと驚きました。

早く子供のところへ帰れるように祈ったり、体操したりしましたが、手術せずに治していただいて感謝しております。東洋医学の勉強も、機会があるごとにしていきたいと考えております。

慢性の肩こりと歯痛 ――腕の反応点をほぐし、指先へ指圧

大谷　円仁　四十九歳　僧侶　3541

慢性の肩こりと歯痛、その原因がどちらにあるかは医者嫌いの故、つぶさに知るよしもなかったのですが、とにかく肩がこりだすと歯が痛み、歯が痛みだすと肩がこるという有様。僧籍にある身も顧みず、なにか「ものの化」にでも憑れているのではないかと半ば真剣に考えることしばしば。まあこんな状態のときに、我らが救世主川瀬先生に出会うわけです。

東洋医学などというものは、忍術に近いものなのだと、それまでは思っていたものですが、この東洋医学の中に、まさに忍術も顔負けの肩こり治療法があったのです。実に我らが先人は偉大でした。実に簡単な方法なのです。

「偉大なるものは単純である」という格言めいた言葉を身をもって感じたのは、川瀬先生の次のような極めて単純な肩こり治療法でした。

「肩がこると、その痛む部分をもむので、その部分が炎症をおこして、また新たなこりを増幅するのです。こる部分をそっとしておいて、肩こりのときは必ず腕もこっているのだから、その腕をもみなさい」

という指示でした。

先生の御教示のとおり、平素は何ともない腕の一部に（私の場合、第二関節、第一関節かな？とにかく肘の上方の部分）、肩こりのときは、少し押しただけでも独特の痛みを感じる一点のあることがわかりました。その部分を中心に自分で指圧を加え、さらに、その部分からはじまって手の指先へ向かってもみほぐしていくことを二十分ほど続けることによって、大概の肩こりが治り、やがて歯の痛みも解消します。最近は、

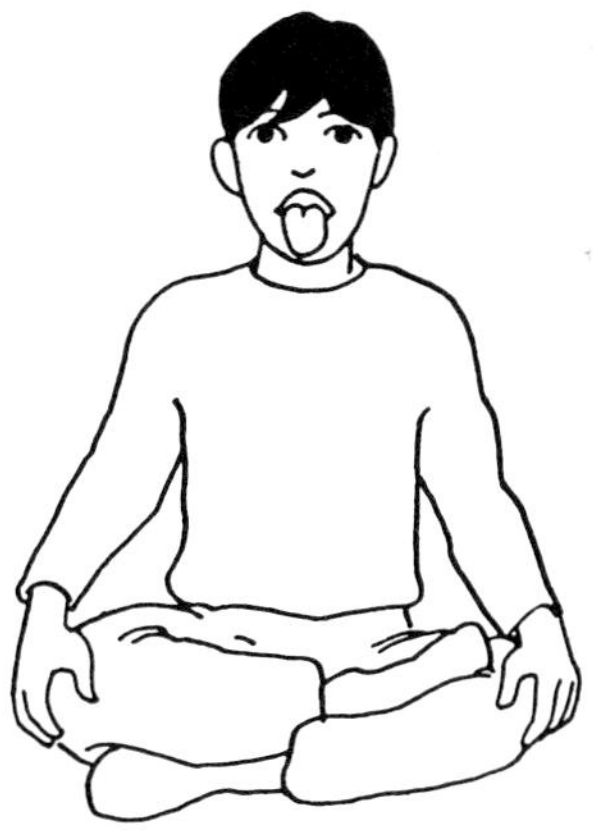

ライオンのポーズ

肩こりという責め苦から、まったく解放されました。

また次の件は、この治療法の付随的な効果であり、先生の教示ではなく私自身の発見かと思いますが、私の場合、風邪の前兆として肩こりを伴ったものです。この肩こり解消のために、前述の加療を続けるのが常でしたが、この前兆の肩こりを解消することによって、本番の風邪の方も軽く終わらせていただけることに気づいています。少なくとも、市販の風邪薬よりも、はるかに効果があるようです。

肩こり・消化不良 ——腕の反応点をほぐす　35 41

肩こりに悩まされている人々が、驚くほどたくさんいます。しかし、西洋人には、肩こりがないといわれています。真偽のほどは知りませんが、その理由は首の血管が太いからと聞いたことがあります。

肩こりからくる頭痛なども、腕の反応点をさがしてほぐせば、先の大谷氏のような慢性のひどい肩こりでも、とたんにとれてしまいます。

志村正弘氏は、二十六歳の教員ですが、彼は二十歳頃から、肩がこって首のまわりが痛くて長いこと悩んでいました。肘の痛いところを押すと、長年のひどい肩こりがとたんに治ってしまい、それにつれて胃腸の調子もよくなってきたとのことです。それ以来、東洋医学に興味を持ち、自分なりに研究・実習しています。

ノドの痛み ——ライオンのポーズ

ノドの痛みは、ヨーガの舌を出すライオンのポーズをすれば、すぐに痛みが軽くなったり、治ってしまいます。

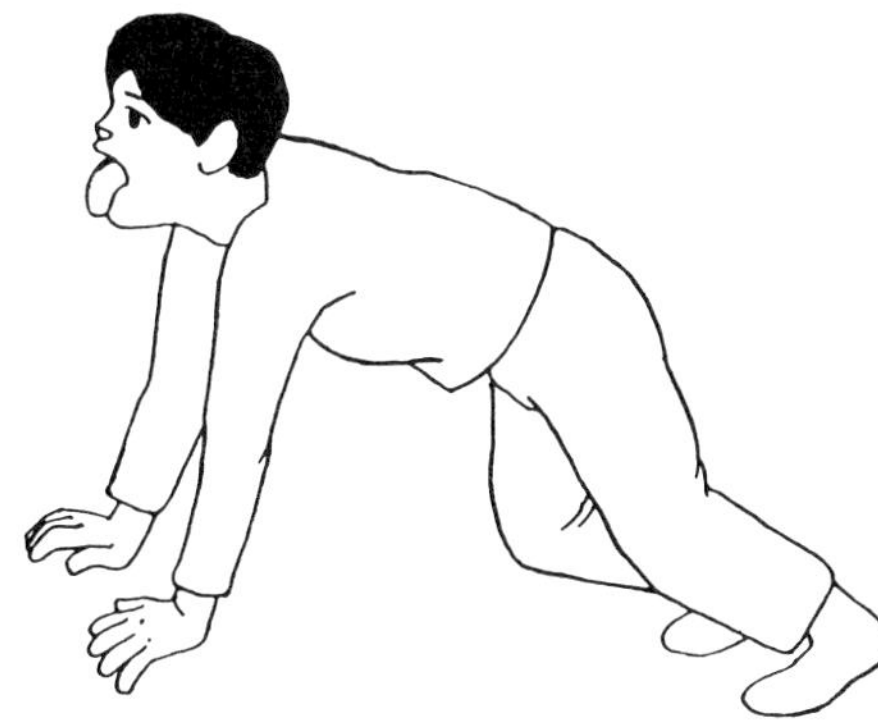

このポーズは、舌をいっぱい出して目を大きく見開きますので、人前では恥ずかしくてなかなかできません。自分の部屋や人のいないところで、おもいきりすれば効果のほどがすぐにわかります。
歩きながら舌を出しても、効果はありますが、やはりライオンのポーズが一番です。

自律神経失調症 ―――――――― 足の屈伸　70

自律神経失調症の症状は、不眠や胃腸障害などがおき、腹痛や激しい下痢・排尿困難などがあらわれます。また、精神的に不安定な状態となります。

笠原忠雄氏（新聞記者・三十七歳）の場合は、医者にかかりましたが、薬を使わないで自力で治すようにといわれました。しかし、緊張すると腹痛がおきて困っていました。

簡易経絡体操Ⅰの⑦を少し変形したものですが、直立の姿勢から、息をはきながら足を屈していき、息をすいながら元の姿勢にもどる体操をくり返すことによって、緊張しても腹痛がおきなくなりました。イライラしているときに、この体操をするとリラックスでき、スタミナもついたそうです。

笠原氏のアンケートの最後に、「体操のコツをすぐ忘れるのが難点」と、書かれていましたが、これは本人の心がけ次第だと、私には思われます。

首のネンザ ―――――――― 足の屈伸と痛みのない方向へ　47

首のネンザは、痛みのない方向を静かに首を動かしてさがし、痛みのない方へ十回二十回と静かに動かす。また、別の角度で痛みのない方向をさがして、何回も動かし

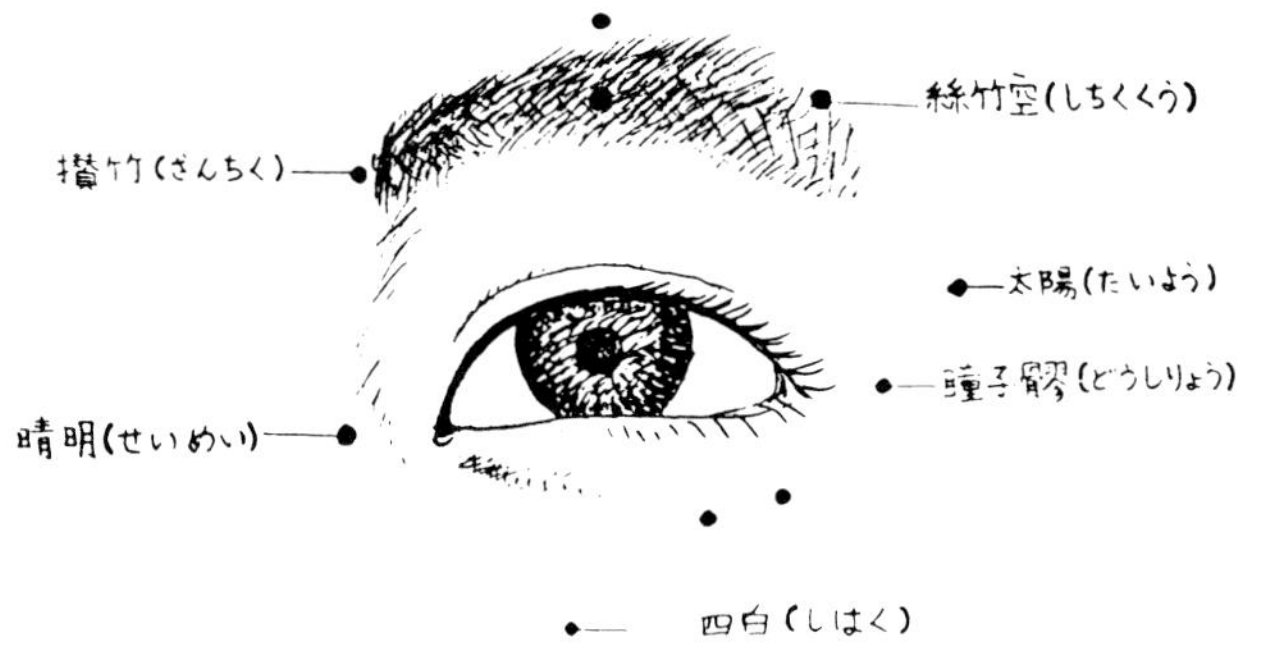

目のツボ

ていくと、不思議なことに首のネンザは治ってしまいます。

高野道子さん（小学生・十一歳）の場合、学校の体育の時間に飛び込み前転をしていて、飛び箱から落ち首をネンザしました。少したつと痛みで首が動かなくなり、はれてきました。

母親が痛みのない方向へ動かすことを知っていて、静かに首を前後左右の痛みのない方へ動かすように助言しました。すると、今までまったく動かなかった首が動くようになりました。しかし、はれがひくのには、一週間ほどかかりました。

首痛や寝ちがいなども、この方法が使えます。

手の骨折 ―― 巨刺の原理で刺激 49

東洋医療体術は、骨折そのものは治すことはできませんが、治りを早めることは可能です。

田口つや子さん（小学生・十歳）の場合は、自転車に乗っていて倒れ、みぞに手を突っ込んで左手を折りました。すぐに医者へいき接骨後、ギブスをしてもらいました。

私の話を聞いていた母親は、折れた反対側の右手を毎日、指圧していました。

ギブスをはめていた期間は四週間ほどでしたが、医者がギブスを取ってからも、手の動きがにぶく、麻痺をとるために通院するように母親にいっていました。しかし、ギブスをはずしたとたんに、手や指先が自由に動き、医者も驚いていたとのことでした。

中国式の目の健康法

一日に、ツボ刺激を二回程度おこなう。①～④までのツボを上下左右に、少し強めに押し込むように、各ツボ八～十回押す。④では、太陽のツボを中心に目のまわりのツボも押す。

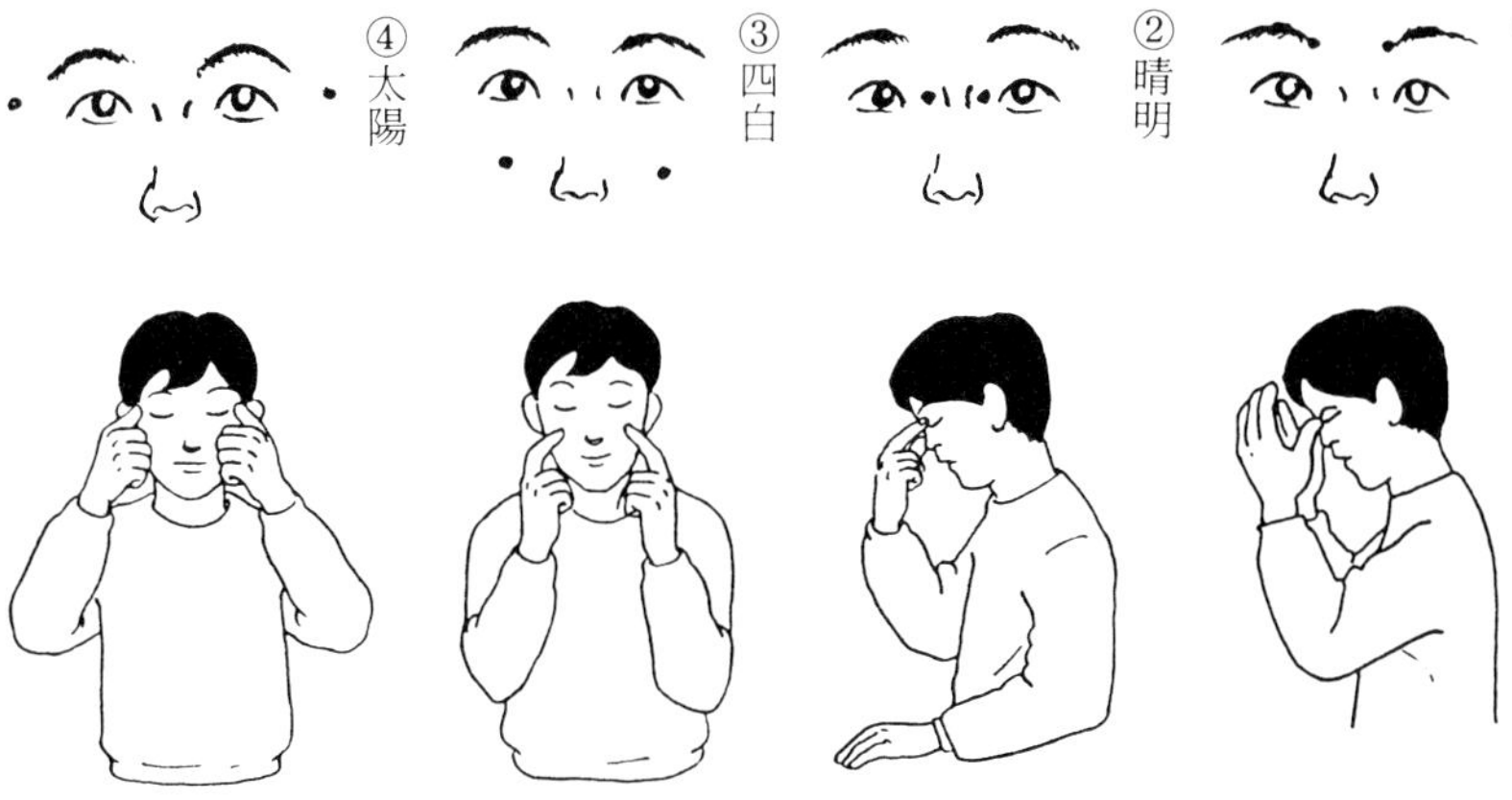

突き指 ——— 巨刺の原理で刺激　49

ボール運動などをしているときに、よく突き指をします。が、この場合も巨刺の原理が役立ちます。例えば右手中指を突き指したときは、左手中指を刺激すれば、多くは簡単に痛みがとれます。

膝の神経痛 ——— 両手の経絡刺激　41

中村つねさん（五十四歳・主婦）は、茶道を学んでいましたが、膝の神経痛で正座ができなくなりました。

知人から連絡があり、私は話と指導を少ししました。

自分で両手を指圧してから、坐るようにいいました。が、中村さん自身は「坐れるはずがない」と思っていたのに、三分後ぐらいには、正座できたと驚いていました。

二週間ぐらい後の研究会に出席されていたので、ようすを聞くと、少し痛みがあるとのことでした。

飲んでいる薬の関係かと思いましたが、両手と腎経を指圧するようにいい、その後、痛みもなくなり、正座も気にならないとのことでした。

今回、これを書くのに聞いてみると、あれ以来、三年がすぎましたが、順調なので膝のことは、忘れていたとの答えでした。

仮性近視 ——— 目のツボの刺激

私自身、中学生のときに視力がおち、保健の先生からメガネをかけるようにいわれました。それ以来、ずっとメガネが必要になってしまいました。

仮性近視は、早いめに見つけて目の付近のツボを刺激すれば効果があります。

この方法は、台湾や中国でもおこなわれていますが、中国式の目の健康法として日本の一部の学校でも、目の疲労をとり、仮性近視を予防する目的でおこなわれています。この方法で、白内障が治ったとも聞いたことがあります。

図のように、目の回りのツボを刺激しますが、眼球を圧迫しないことと目に指があたらないように注意する必要があります。

円形脱毛症――両手をこすり、患部にあてる

大人だけでなく子供にも、時々、円形脱毛症の人がいます。

神経性のものが多いようですが、両手をこすり合わせて、その熱を患部にあてれば治るといわれています。この方法は、台湾や中国で昔からおこなわれいます。

精神的には、いろいろなことを気にしすぎないで、気楽にかまえることが大切です。気楽にしようと思ってもできない人は、瞑想のつもりで自然のポーズをし、自然の雄大さを考えてみるのも一つの心の持ち方です。

研究会のときに相談があった藤本勝一氏（公務員・三十五歳）の場合は、急に仕事の内容が変化し、今まで以上に責任も重く気を使いすぎたせいか、前頭部の額の上に直径一センチぐらいにわたり、髪の毛が抜け落ちてしまいました。

両手をこすり合わせた手を患部にあて、自分でも百たたきや洗髪後のマッサージなどもした結果、六か月ぐらいで元の状態にもどり、完全に治りました。

鼻炎 ―――― つま先歩き 51

鼻炎で困っている人も多いようですが、つま先歩きや竹踏みなどで、足先に刺激をあたえれば、症状が軽くなったり治ったりします。

蓄膿は、この方法で試みたことはありませんが、たぶん症状は軽くなるだろうと予想しております。試された方は、連絡ください。

「足の裏の反応点」にも、鼻炎・蓄膿の反応点がありますので、参考にしてください。

参考文献

(引用または意訳して使ったものを中心に)

小曽戸ほか著『意釈黄帝内経素問』築地書館

小曽戸ほか著『意釈黄帝内経霊枢』築地書館

大塚敬節『傷寒論解説』創元社

長濱善夫『東洋医学概説』創元社

湯浅泰雄『気・修行・身体』平河出版社

加藤正明ほか編『精神医学事典』弘文社

『森信三先生　不尽片言』実践人の家

蔣維喬ほか著『中医談気功療法』太平書局

陳炳崑編訳『気功治百病』大展出版社

『内外功圖説輯要』自由出版社

劉法孟編著『鷹爪一百零八擒拿術』麒麟圖書出版

黄明堂編繪『鍼灸取穴参考圖』文光圖書公司

『校註古本十四経絡発揮』(明版)

おわりに

この本は、今までの私の研究と体験の一部をまとめて紹介したものです。が、大まかに東洋医療体術の考え方と原理が理解できたことと思います。この本の内容に自分の身体との対話で理解できた実際的な体験などを加えて、自分なりの東洋医学の世界を開拓してください。

文末になりましたが、海外にでかけたときにお世話になっている王煙火・杜振仁・陳錦江・林福照・潘元石・蔡世南の各先生をはじめ、アンケートにご協力いただいた方々、本文のイラストを担当していただいた寺下訓啓さん、そして、たえず私をはげましてくださる知友の方々に厚くお礼を申しあげます。

一九八七年五月　　川瀬　健一

お願い

著者への個人的なお問い合せやご相談は、原則としてお答えできませんのでご了承ください。

全ての方々にというわけにはいきませんが、できるだけ講演や実習などのご連絡は、さし上げたいと思っておりますので、名前、年令、住所、職業、病歴などを記入したハガキを発行所宛にお送りください。

川瀬健一　（かわせ　けんいち）

大阪生まれ。龍谷大学文学部卒業、仏教大学専攻科修了。

現在、東洋思想研究所主幹。『東洋思想』『月刊台湾風俗』編集人

●主要著作

『柔術秘傳』 1973年

「行法の研究」 1977年

「道教の錬丹法」 1979年

「道教の世界」 1981年

『北港・鹿港の媽祖廟』 1982年

『東洋医療体術』 1984年

『台湾の霊符と紙銭』 1985年

『自閉症児の体操』 1985年

『台湾の春節』 1986年

●編著

『森龍吉著作選集』 1982年

自分でできる東洋医学 **東洋医療体術**

2018年8月27日　第1刷発行

著　者　川瀬 健一

発行者　谷口 直良

発行所　㈱たにぐち書店

〒171－0014　東京都豊島区池袋2－68－10

TEL. 03－3980－5536　FAX. 03－3590－3630